血液検査の結果の見かた①

術前のリスク評価、術後合併症の早期発見のために活用してください。

血液一般検査の基準値

Hb（ヘモグロビン）	男性 13.5～16.9g/dL 女性 11.0～14.8g/dL
Ht（ヘマトクリット）	男性 40.6～49.9% 女性 34.7～44.4%
WBC（白血球数）	3300～8600個/μL
PLT（血小板数）	15.8～35.3×10⁴個/μL
RBC（赤血球数）	男性 4.31～5.60×10⁶個/μL 女性 3.85～4.98×10⁶個/μL
MCV（平均赤血球容積）	86～98fL
MCHC（平均赤血球ヘモグロビン濃度）	31～35%

出血・凝固能検査の基準値

PT（プロトロンビン時間）	70～130%
APTT（活性化部分トロンボプラスチン時間）	25～39秒
FDP（フィブリン分解産物）	10μg/mL以下
Dダイマー	1.0μg/mL以下

動脈血ガス分析の基準値

pH	7.35～7.45
PaCO₂（動脈血二酸化炭素分圧）	35～45Torr
PaO₂（動脈血酸素分圧）	80～100Torr
HCO₃⁻（重炭酸イオン濃度）	22～26mEq/L
BE（塩基過剰）	－2～＋2mEq/L

これならわかる！術前・術後の看護ケア　ナツメ社

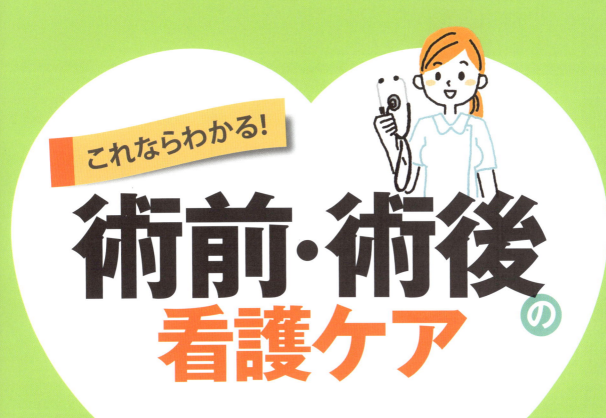

これならわかる！
術前・術後の看護ケア

〜周術期看護の基礎知識から退院支援まで〜

中島恵美子　杏林大学保健学部看護学科教授　監修
伊藤有美　杏林大学保健学部看護学科准教授

ナツメ社

はじめに

　低侵襲の手術が増え、入院日数も短縮化されている現在。術前から術中、術後の一連の治療とケアを担う「周術期管理」の重要性は年々高まっています。とりわけ重要なのが、主治医と麻酔科医を中心に、看護師、歯科医、薬剤師、理学療法士、管理栄養士、臨床工学技士など、数多くの医療スタッフで構成される「周術期管理チーム」の連携です。術後に起こる患者の多様な変化をそれぞれの専門家が予測し、安全な手術の実施と術後の早期回復に努めることが、その目的。治療の主役である患者の回復を、医療の専門家が全員で後押しします。

　病棟や外来で働く看護師も、チームの一員として重要な役割を担っています。術前外来では問診と検査結果のアセスメントをおこない、リスクを評価。術後の全身状態がどのように変動するかを予測して、術後ケアの計画を立てます。手術室看護師との連携も欠かせません。
　手術が無事に終わっても、手術侵襲や麻酔の影響はしばらくつづきます。意識、呼吸、循環、体温など、全身にくまなく目を光らせて、異変をキャッチする観察力が求められます。術後に起こりやすい合併症についても念頭に置き、予防と早期発見のための観察、ケアを徹底します。

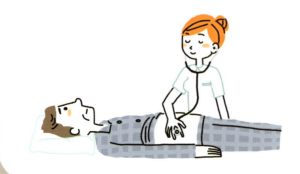

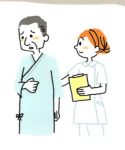

　さらに、退院後を見すえたセルフケア支援の重要性も年々増しています。術後数日で退院する患者も多く、創や痛みのケアなど、患者自身が正しい知識を有し、セルフケアをおこなう必要があります。かぎられた入院日数のなかで、患者の不安に寄り添いながら、退院後の生活に必要な具体的なケアを身につけられるようにサポートします。

　このように幅広い看護を短期間で提供しなくてはならないことから、〝周術期看護はむずかしい〟といわれることも、よくあります。しかし、手術侵襲や麻酔が体におよぼす影響を理解していれば、術後に起こる変化の予測がつき、必要な観察やケアの内容も、おのずと見えてくるものです。

　本書ではこのような視点から、周術期看護に求められる基本の知識を、最新のエビデンスをもとに紹介しています。それにつづくPart2〜4では、術前外来から退院までのケアを、時系列に沿ってまとめました。外科病棟で働く新人看護師、そして看護学生の皆さんにもひと目で理解できるよう、術前・術後ケアのポイントを、豊富なイラスト図解で説明しています。

　本書を術前・術後のよりよいケアと、患者の早期回復のために役立てていただけることを、心から願っています。

杏林大学保健学部看護学科
✿中島恵美子
✿伊藤有美

ひと目でわかる！ 周術期

周術期ケアとは、術前、術中、術後の一連のケアのこと。多職種の「周術期管理チーム」で情報を共有して質の高い医療を提供し、安全な手術の実施と早期回復をめざします。

I 術前外来

問診 →P54〜

手術のリスクとなる情報をしっかり収集

術前外来は外来看護師が対応するほか、手術室看護師が対応し、そのまま手術に入ることもよくあります。

いずれにせよ、安全な手術のためには、詳細な情報収集が不可欠。身体面はもちろん、退院後の生活を見すえたケアのために、生活歴なども聞いておきます。

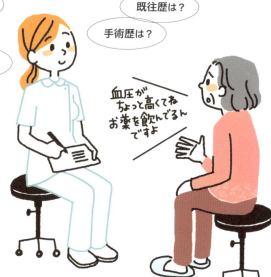

アレルギーは？
栄養状態は？
生活様式は？
既往歴は？
手術歴は？

血圧がちょっと高くてねお薬を飲んでるんですよ

オリエンテーション →P60〜

不安を解消することも看護師の重要な役割

インフォームド・コンセントには看護師も同席して、患者や家族の不安の解消に努め、意思決定を支援します。また、入院から手術、退院までの流れは、クリニカルパスを用いてわかりやすく説明を。一度の説明で終わらず、理解度に応じて、フォローしていきましょう。

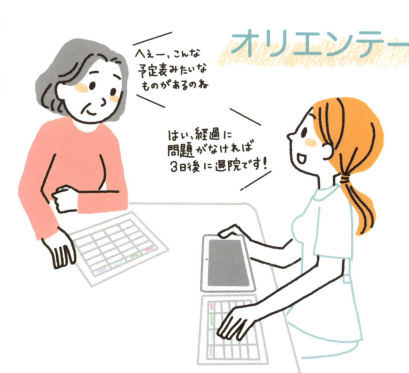

へぇー、こんな予定表みたいなものがあるのね

はい、経過に問題がなければ3日後に退院です！

ケアマップ

リスク評価 →P66〜

主治医、麻酔科医だけでなく、看護師も実施

同じ術式、同じ麻酔方法でも、患者の状態によって、そのリスクはさまざま。主治医や麻酔科医はリスクに応じて、術式や麻酔方法を検討します。看護師も同様に、問診やフィジカルイグザミネーション、検査などで得た情報から個別のリスクを評価し、それにもとづいた看護計画を立てます。漫然とケアするのではなく、何のためにおこなうのかを意識し、"根拠にもとづくケア"を提供していきます。

フィジカルイグザミネーション

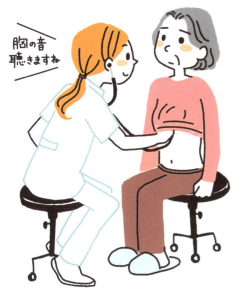

術後の異変に気づくには、術前の身体状態の把握が不可欠。視診、触診、聴診をしっかりとおこない、その患者の平常時の情報を得る。

血液・尿検査

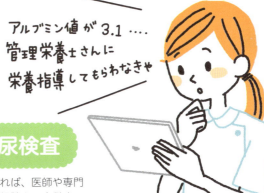

気になることがあれば、医師や専門スタッフに報告・相談を。合併症リスクを減らすために、"術前から介入できることはないか"を考えて。

画像検査

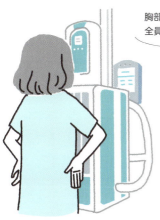

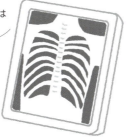

胸部X線や心電図は全員チェック！

胸部X線検査や心エコー検査などで、心拡大や心機能の異常などがないかを調べる。心電図も必ずおこない、不整脈の有無をチェックする。

先輩ナースのアドバイス

術後合併症などのリスクがないか、心機能や呼吸機能をよく見ておきましょう！

リスクに応じた術後の看護計画も大事です

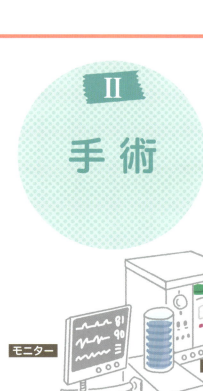

II 手術

術中情報の記録を、術後ケアにいかす！

手術はチーム全員でおこなうもの。病棟看護師は、患者を手術室に移送し、手術室看護師に引き継ぎます。手術室看護師には、「器械出し看護師」と「外回り看護師」がいます。このうち、術中経過や医療処置、看護内容などを記録するのは、外回り看護師の役目。この看護記録と麻酔科医による麻酔記録は、術後のケアを考えるうえで、とても重要。術中の状態を把握し、今後の経過、起こりえる合併症を予測して、術後のケアを進めます。

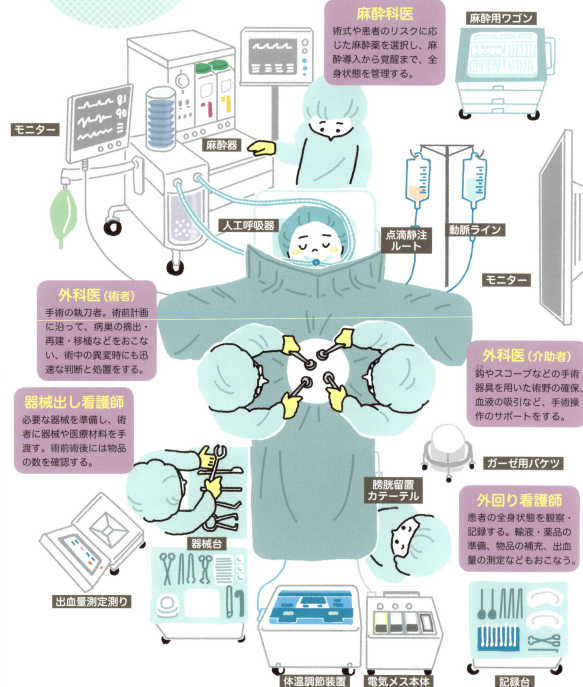

Ⅲ 術直後

回復室などで経過を見てから、病棟に移す

術直後は回復室などで経過を観察し、麻酔科医の許可が出たら、病棟へ移ります。術直後数時間は、全身状態がとても不安定。下記のようにいくつもの医療機器を用いて、全身状態を管理します。

看護師は、意識、体温、呼吸、循環などに異変がないか、目を光らせて。直後から起こりえる術後合併症もあるので、術前のリスク評価をもとに、全身をアセスメントします。

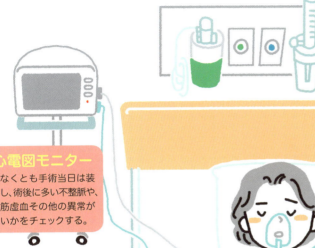

酸素吸入
術直後は呼吸が抑制されるため、酸素療法を実施。酸素流量、チューブの閉塞・屈曲の有無などを見る。

心電図モニター
少なくとも手術当日は装着し、術後に多い不整脈や、心筋虚血その他の異常がないかをチェックする。

点滴
輸液を投与して循環血液量を維持。抗菌剤などの各種薬剤を投与することも。滴下量などを確認する。

パルスオキシメータ
呼吸循環動態の指標のひとつ。術後1日目までは装着する。数値の異常や皮膚トラブルの有無をチェック。

ドレーンバッグ
術後の出血や浸出液を貯留。経過が順調で出血や浸出液などがなくなれば、ドレーンを抜去できる。

硬膜外麻酔
手術時に入れた硬膜外麻酔で、痛みを継続的に管理することが多い。強い痛みが治まれば抜去する。

弾性ストッキング
深部静脈血栓症予防のため、手術前から継続して着用する。1日1回ははずして、皮膚の観察を。

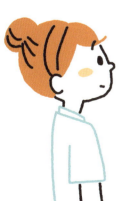

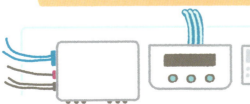

フットポンプ
下肢を圧迫して血流を促し、深部静脈血栓症を防ぐ。リスクに応じて弾性ストッキングと使い分けることが多い。

IV 術後～退院

危険な合併症が起きることも。観察とケアで、予防＆早期発見を

手術侵襲や麻酔の影響で、患者の状態は大きく変動します。正常な回復過程を理解したうえで、早期回復のためのケアをおこないましょう。

また、危険な合併症も起こりやすい時期。下記のように、合併症のリスクがつづくことを知っておいてください。バイタルサインや尿量、ドレーンの排液などを経時的に観察し、小さな異変も見逃さないようにします。退院後の生活を見すえたセルフケア支援も、看護師の重要な仕事です。

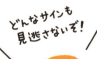
どんなサインも見逃さないぞ！

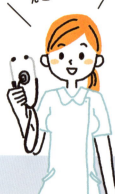

	手術当日	1日目

おもな合併症

術後出血（手術当日）
出血量が多いとショックに至ることもあるため、早期発見が重要。ドレーン排液の観察とともに循環血液量減少の徴候を見逃さない。

痛み（1日目）
手術後は強い痛みが起こるため、術中からの硬膜外鎮痛などで、継続的な痛みのケアをおこなう。数日後からは経口鎮痛薬に切り替えることが多い。

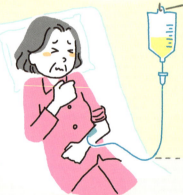

術後悪心・嘔吐 (PONV)
頻度の高い合併症のひとつで、痛み止めのオピオイドなどが誘因となる。術前からのリスク評価で、可能なかぎり予防に努める。

呼吸器関連の合併症

無気肺（む き はい）
肺胞がつぶれて（虚脱）、ガス交換ができなくなる。痰による気道閉塞が原因となるため、排痰を促す。呼吸音のモニタリングも重要。

循環器関連の合併症

深部静脈血栓症 (DVT)
深部静脈のうっ血で血栓ができる。弾性ストッキングやフットポンプで血栓形成を防ぐ。下肢の膨張、皮膚の色調変化などに注意。

肺血栓塞栓症 (PTE)
深部静脈の血栓が肺動脈に詰まって、突然の呼吸困難や胸痛が現れる。ショックや突然死に至ることも。歩行開始時などに起きやすい。

周術期ケアマップ

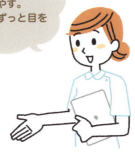

先輩ナースのアドバイス

発症しやすい時期は、あくまでめやす。退院まではずっと目を光らせて！

2、3日で退院する患者も多いから、外来でのフォローも大事よ！

2日目 → **3日目** → **退院後**

術後せん妄
幻覚や妄想、興奮などが現れるほか、活動性が低下するタイプもある。不眠が前駆症状のことが多い。表情や受け答えをよく観察して。

手術部位感染（SSI）
手術の切開部に起こる感染。予防には、医療者の感染予防策の徹底が第一。術後は創部の痛みや熱感、腫脹、発赤の有無を観察する。

縫合不全
縫合した部分が離開することで、臓器の内容物がもれ出て、体内で炎症を起こす。排液の異常、発熱、腹痛、頻脈などがサイン。

術後イレウス／腸閉塞
生理的な腸管麻痺（イレウス）のほか、腸管が癒着し、狭窄や閉塞を起こすおそれがある。早期離床で予防に努め、腸蠕動音も経時的に観察。

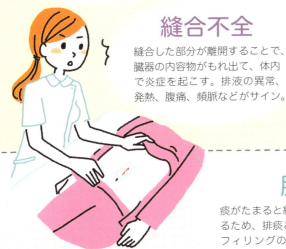

肺炎
痰がたまると細菌が増殖しやすくなるため、排痰＆早期離床を促す。リフィリングのタイミングで起きる「肺水腫」にも注意。

不整脈、心筋梗塞 など
術後3日くらいまでに起こりやすい。バイタルサインや尿量、呼吸状態を術前と比較し、経時的に観察する。心電図の波形にも注意を。

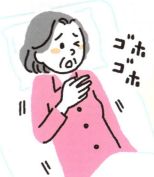

これならわかる！ 術前・術後の看護ケア
～周術期看護の基礎知識から退院支援まで～

CONTENTS

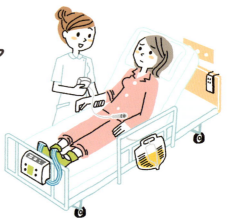

はじめに ····· 2

Prologue
ひと目でわかる！ 周術期ケアマップ ····· 4

Part 1 手術が身体に与える影響は？
周術期の基礎知識 ····· 15

手術のいちばんの影響は麻酔と生体侵襲 ····· 16

・麻酔と手術侵襲のリスク・

- **麻酔** 麻酔により、呼吸などの全身機能が抑制される ····· 18
- **手術侵襲** 身体への負担が少ない術式が増えている ····· 20
- **全身反応** 侵襲時には免疫応答と神経内分泌反応が起きる ····· 22
- **代謝** 水分出納や電解質バランス、血糖値が変動する ····· 24
- **創傷** 高血糖や感染などで手術創の治癒が遅れることも ····· 26
- **痛み** 手術による痛みが回復を遅らせる ····· 28
- **筋弛緩＆体位** 手術時の筋弛緩、同一体位もリスクとなる ····· 30

・術後合併症のリスク・

- **呼吸器合併症** もっとも多い合併症は「無気肺」「肺炎」「肺水腫」 ····· 32
- **術後出血** 術後出血によってショックに至ることもある ····· 34
- **血栓症** 血液がうっ滞し、下肢に血栓ができやすい ····· 36
- **循環器合併症** 血圧の変動とともに危険な不整脈、虚血に注意 ····· 38
- **術後イレウス／腸閉塞** 腸の蠕動運動が低下し、ガスや便が出なくなる ····· 40
- **術後悪心・嘔吐** 術後患者の20〜30％に発症。大きな苦痛を与える ····· 42

| 手術部位感染 | 高血糖、喫煙歴はハイリスク。常在菌が原因になることも …………… 44
| 縫合不全 | 吻合した組織がくっつかず、離開してしまう ……………………………… 46
| 術後せん妄 | 高齢者ほどハイリスク。危険行動を起こすことも多い ………………… 48
| 褥瘡 | 手術時の同一体位で血流が不足し、皮膚が傷害される …………………… 50

Part 2 リスク評価を万全に！ 術前外来での準備とケア …………… 51

チームでリスクアセスメントを。安心させるかかわりも重要 ……………………… 52

・手術に向けた準備 ①・

| 問診 | 既往歴、手術歴、家族歴などの基本データを収集する ……………………… 54
　　　アレルギーの有無とともに薬、サプリメントをチェック ………………………… 56
　　　喫煙・飲酒歴を確認し、日ごろの食生活も把握しておく ………………………… 58

・手術に向けた準備 ②・

| オリエンテーション | 手術や麻酔について理解を深めてもらう ……………………… 60
　　　　　　　　　　意思決定を支援し、患者の不安を軽くする ……………………… 62
　　　　　　　　　　クリニカルパスで流れを伝える。必要なら術前リハも実施 …… 64

・手術に向けた準備 ③・

| 心機能検査 | 心疾患の既往をまず確認。血圧コントロールも大事 ………………… 66
| 呼吸機能検査 | 「高齢」「肥満」「喫煙」が呼吸器合併症の３大リスク ……………… 68
| 腎機能検査 | 腎機能だけでなく、心機能もあわせてチェック ……………………… 70
| 栄養・代謝機能検査 | 低栄養や高血糖があれば、手術日までに改善を …………… 72

| 血液成分検査 | 出血、貧血、血栓症のリスクを評価する……74
| その他リスク評価 | 術中・術後のリスクとなる個別の要因を把握……76

・多職種でのアセスメント＆ケア・

| 多職種連携 | チーム全員でアセスメントの結果を共有……78
| 麻酔科医との連携 | 麻酔科医のリスク評価を術前・術後の看護にいかす……79
| 薬剤師との連携 | 術前外来から退院まで、服薬指導の連携は必須……80
| 歯科医＆歯科衛生士との連携 | 術前からの口腔ケアで肺炎や血行性感染を防ぐ……81
| 管理栄養士との連携 | 管理栄養士の評価をもとに、チームで栄養管理を……82
| 理学療法士との連携 | リハビリテーションで心肺機能、全身機能を高める……83
| 臨床工学技士との連携 | 手術機器の管理・設定のほかデバイスチェックも依頼……84
| リエゾンチームとの連携 | 術後せん妄の発症時などは精神科医、臨床心理士と連携……85
| ソーシャルワーカーとの連携 | 高額な医療費への不安、生活不安を軽くする……86

Part 3　手術後の急変に備える！
手術直後の観察＆ケア……87

術中・術直後の観察とケアで危険な合併症を防ぐ……88

・手術前の準備・

| 手術直前のケア | 前処置は必要最小限に。水分は数時間前までOK……90

・手術直後のケア・

| 手術直後の申し送り | 術中経過をよく把握して、術後ケアにつなげる……92
| 手術直後の準備 | 回復室での観察後に、一般病棟に移送する……94

・手術直後のモニタリング＆ケア・

| 1 意識 | 麻酔覚醒が遅れることも。呼びかけて反応の確認を……96
| 2 呼吸 | 呼吸数、深さ、リズムとともに酸素投与量を確認……98
| 3 循環 | バイタルサイン、心電図、尿量を必ず見る……100
| 4 体温 | 低体温改善のための「シバリング」に注意……102

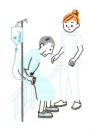
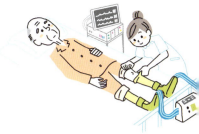

5 創部・ドレーン	術後出血に注意し、排液量と性状も観察	104
6 痛み	痛みの強さや性質をチェック。鎮痛薬は積極的に使う	106
7 皮膚	体位固定による褥瘡の徴候がないかを見る	108
8 血糖値&電解質	低血糖や高血糖、電解質異常がないかを見る	110

・当日から始める、早期回復のためのケア・

| 飲水 | 誤嚥のおそれがなければ早めに水分を摂取 | 112 |
| 離床 | 当日からの離床で早期回復を促す | 114 |

・手術当日からの合併症予防ケア・

呼吸器合併症	呼吸パターンと呼吸音、SpO_2をあわせて判断	116
術後出血	出血の徴候に気づいてショックを重症化させない	118
血栓症	下肢の異変だけでなく意識状態、心電図もよく見る	120
循環器合併症	術後3日間は、不整脈や虚血性心疾患のサインに注意	122
術後イレウス／腸閉塞	早期離床で予防。腸蠕動音は必ずチェック	124
術後悪心・嘔吐	長時間の手術後に多い。制吐剤と環境調整でケア	126
手術部位感染	基本の感染予防策を守る。創部&ドレーン管理も重要	128
縫合不全	排液の確認とともに発熱などの徴候をチェック	130
術後せん妄	痛みと睡眠のケアで予防。発症時はスケールで経過を追う	132
褥瘡	早期の離床促進とともに、好発部位の皮膚をチェック	134

Part 4　1日も早い回復と、退院後の生活のために
退院までの継続的なケア　　135

早期の機能回復、退院がいちばんのベネフィット　　136

・退院までの継続的観察・

| 1 呼吸 | 肺炎予防を念頭に置き、呼吸の観察をつづける | 138 |
| 2 循環 | 循環血液量が、順調に戻っているかをチェック | 139 |

| 3 創部・ドレーン | 排液の性状変化を観察。ドレーンの予定外抜去にも注意 …… 140
| 4 痛み | 内服薬への移行後も、痛みを継続的に評価 …………………… 141
| 5 術後せん妄 | コミュニケーションを頻繁にとって、異変に気づく ………… 142
| 6 血液 | 血糖値、炎症反応、肝・腎機能などを調べる ………………… 143

・退院までの継続的なケア・

| 1 排痰 | 水分摂取や離床などで自力での排痰を促す ……………………… 144
| 2 食事 | 早期に食事を再開し、全身の回復をめざす ……………………… 145
| 3 服薬 | 薬剤師と連携し、休止薬を再開する ……………………………… 146
| 4 睡眠 | せん妄予防のためにも睡眠サイクルを整える …………………… 147
| 5 清潔 | 創部の清潔ケアと全身の保清をおこなう ………………………… 148
| 6 リハビリ | 生活機能全般にかかわるリハビリをサポート ………………… 149

・退院後を見すえたケア・

| セルフケア支援 | 退院後の生活状況を理解し、セルフケアを学んでもらう ………… 150
| 家族＆社会の支援 | 家族のケア技術を高め、社会資源の活用も提案 ……………… 152
| 痛み＆創のケア | 退院後の痛みは自分で管理。受診すべき痛みも知ってもらう …… 154
| リハビリテーション | 帰宅後のリハビリ内容と生活上の注意を覚えてもらう ………… 158
| ボディイメージへのケア | 喪失体験に寄り添い、新たな機能獲得を助ける ………… 162
| 食事のケア | 本人の嗜好を尊重しつつ、食事内容と1回量を調整 ……………… 166

さくいん ……………………………………………………………………………………… 170
参考文献 ……………………………………………………………………………………… 174

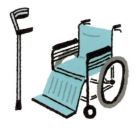
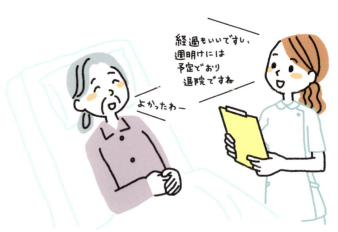

術前・術後ケアの方法は、状況によって
それぞれに異なります。
本書で考えかたを理解したうえで、個別
のケアについては、主治医、上司、先輩
などによく確認しながらおこなうように
してください。

Part 1

手術が身体に与える影響は？
周術期の基礎知識

低侵襲の手術が増えた現在、手術のための入院日数は短く、
身体への負荷も少なくなっています。
けれど、生体への影響がなくなることはありません。
手術によって起きる生体反応を正しく理解することが、
適切な術前・術後ケアのための第一歩です。

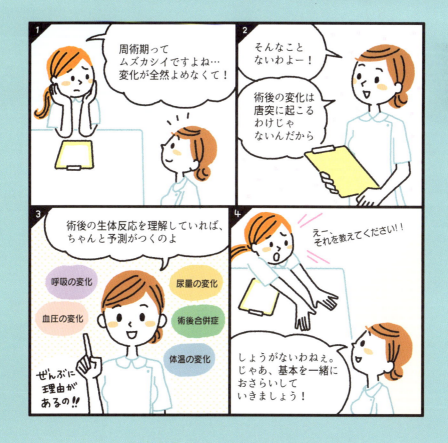

手術のいちばんの影響は麻酔と生体侵襲

よりよい術前・術後ケアのために、手術がもたらす体の変化を理解しておきましょう。
危険な術後合併症がなぜ起こるのか、その背景が見えてきます。

術後の体内は、めまぐるしく変化している

手術当日は、炎症反応や神経内分泌反応などで、全身に急激な変化が起こる。術後には、それをもとに戻そうとする反応も生じる。

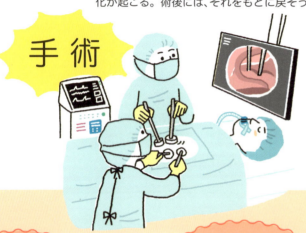

手術 → **術直後**

麻酔 →P18
神経内分泌反応 →P23
サイトカインによる反応 →P22

出血
術後24時間は、切開した創や、内部組織から出血が生じやすい。時間とともに止まるが、出血量が多いと、循環動態にも悪影響。創部とともに、排液のためのドレーンをよく観察する必要がある。
→ P26、34

循環動態の変動
手術時には、神経内分泌反応や炎症反応などにより、血圧が低下。一方で、出血その他の影響で循環血液量が減り、尿量も減少する。
循環血液量は輸液で補正するが、循環動態の変動自体は術後もつづく。

体温の変動
手術が始まると、麻酔や手術侵襲の影響で体温が低下する。ただし、低下しつづけることはなく、数度下がったところで止まる。
一方、術直後には、低下した体温を適正に戻そうとする生体反応が起こる。

呼吸機能の抑制
手術中は呼吸筋の動きが抑制されるため、人工呼吸器で呼吸管理をする。麻酔覚醒後もその影響は残り、上気道が閉塞したり、酸素化が十分におこなわれなくなったりして、呼吸器合併症が起きやすくなる。

創部痛
術後すぐは、麻酔の残存効果によって痛みを感じにくいが、数時間もたつと強い創部痛が生じる。
ここで痛みを十分にコントロールしないと、呼吸・循環その他の機能回復にも支障が出る。
→ P28

◆生体反応は術中から始まっている

　生体には、体温や血圧、電解質などの内部環境を一定に保つしくみが備わっています。これを「ホメオスタシス（生体恒常性）」といいます。

　手術侵襲によって、ホメオスタシスは大きく乱されます。 手術を安全にとりおこなうための麻酔も、生体に影響を与える要因のひとつです。

　たとえば、麻酔をかけ、手術を始めた時点で、呼吸機能や体温は低下します。**手術が無事に終わっても、体内では生体反応がつづき、同時に生体をもとに戻そうとする変化も始まります。**

◆最低でも1週間は、侵襲の影響が残る

　このような変化を敏感に捉え、回復を促すケアをおこなうのが、周術期看護です。

　治療する疾患やその重症度、術式によって、生体反応が起きるタイミングも、その現れかたもひとりひとり異なります。しかし、**「どのような理由で、どんな変化が起きるか」が頭に入っていれば、変化を予測し、ケアにあたることができます。** 術後の生体反応と、そこから予測される合併症について本章で学んだうえで、Part2以降で、実際のケアを覚えていきましょう。

1日目 ‥‥ 2日目 ‥‥ 3日目 ‥‥‥‥ 退院

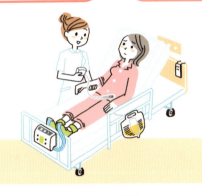

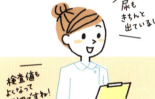

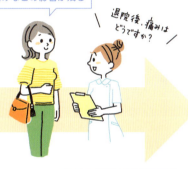

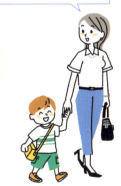

たんぱく異化
生体維持に必要なエネルギーを確保するために、骨格筋のたんぱく質が分解され、アミノ酸として使われる（たんぱく異化）。術後数日～1週間ごろから、筋肉量をもとに戻そうとする反応に変わる。　→P25

代謝の変動
手術侵襲によって、エネルギーの消費量が増大すると、エネルギーを確保するための生体反応が起きる。代謝にかかわるホルモンの分泌量も急激に増加。血糖値が急激に上がるなどの変化が起こる。　→P24

リフィリング
術後1～3日ごろには、減少した循環血液量がもとに戻り始め（リフィリング）、尿量も徐々にもとに戻る。多くはこのまま安定するが、循環動態が一時的に不安定になり、合併症を起こすことも。　→P24

創の癒合＆創部痛減少
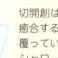
切開創は通常、術後48時間以内に癒合する。このタイミングで、創を覆っていたドレッシング材をはがし、シャワー浴などが許可される。創部痛も弱くなり、内服薬の痛み止めですむようになる。　→P26

麻酔と手術侵襲のリスク

麻酔
麻酔により、呼吸などの全身機能が抑制される

麻酔による鎮痛・鎮静作用なしには、安全な手術はできません。
しかし、麻酔にも体への影響があることを知っておく必要があります。

◆「鎮痛」「鎮静」「筋弛緩」を目的におこなう

手術の際の麻酔には、3つの目的があります。
まず1つは、「鎮痛」です。手術時の強い痛みは患者の苦痛となるうえ、交感神経を刺激して全身状態を変動させます。侵襲を軽減するために、痛みを抑えることが麻酔の大きな目的です。2つめは意識を消失させる「鎮静」で、患者の恐怖をとり除きます。そして3つめが「筋弛緩」。筋肉の動きを止めて有害反射を抑制し、手術操作が安全・確実におこなえるようにします。

◆多くは全身麻酔だが、局所麻酔のことも

麻酔には、中枢神経を抑制する「全身麻酔」と、末梢神経を抑制する「局所麻酔」がありますが、手術では全身麻酔が一般的です。麻酔効果の調節がしやすく、術野を長時間、安定的に確保できるからです。全身麻酔薬には「吸入麻酔薬」と「静脈麻酔薬」があり、「鎮痛薬」や「筋弛緩薬」などと組み合わせて用います。
局所麻酔のうち硬膜外麻酔は、術中に併用するほか、術後の鎮痛目的でよく用いられます。

作用の異なる薬を組み合わせる「バランス麻酔」が主流

全身麻酔薬に鎮痛薬や筋弛緩薬などを組み合わせる方法が主流。いずれも「早く効いて、早く切れる」タイプの薬剤が増えている。

分類	一般名（商品名）	鎮静作用	鎮痛作用	筋弛緩作用	副作用	
吸入麻酔薬	亜酸化窒素（笑気®など）	±〜+	+	−	覚醒時の嘔気など	静脈麻酔薬などの補助薬として使う。作用時間は短い
	イソフルラン（フォーレン®など）	+	±	±	呼吸抑制、痰など	
	セボフルラン（セボフレン®など）	+	±	±	頭痛、咳など	
	デスフルラン（スープレン®など）	+	±	±	頭痛、不整脈など	
静脈麻酔薬	チアミラール（イソゾール®など）	+	−	−	呼吸停止・抑制など	レミフェンタニルなどと併用。呼吸器に影響しやすい
	チオペンタール（ラボナール®）	+	−	−	呼吸停止・抑制など	
	ミダゾラム（ドルミカム®）	+	−	−	舌根沈下など	
	プロポフォール（ディプリバン®など）	+	−	−	低血圧、舌根沈下など	
	ケタミン（ケタラール®）	+	±〜+	−	呼吸抑制、交感神経亢進など	
	ドロペリドール（ドロレプタン®）	±	−	−	血圧低下、不整脈など	
鎮痛薬	フェンタニル（フェンタニル®など）	−〜+（大量）	+	−	呼吸抑制、血圧低下など	プロポフォールなどと併用。強力な鎮痛作用をもつ
	レミフェンタニル（アルチバ®など）	−〜±	+	−	筋強直、呼吸抑制など	
	モルヒネ（モルヒネ塩酸塩®など）	−〜±	+	−	呼吸抑制など	
筋弛緩薬	スキサメトニウム（レラキシン®など）	−	−	+	徐脈、頻脈など	循環抑制、呼吸抑制の術後への影響に注意
	ベクロニウム（ベクロニウム「F」®など）	−	−	+	発赤、徐脈など	
	ロクロニウム（エスラックス®など）	−	−	+	めまい、徐脈など	
鎮静薬	デクスメデトミジン（プレセデックス®）	±	±	−	低血圧、高血圧、徐脈など	術後管理に使われる

（『今日の治療薬 解説と便覧 2018』浦部晶夫・島田和幸・川合眞一編、南江堂より作成）

全身麻酔の影響は、手術後もつづく

全身麻酔では呼吸機能が抑制されるため、気管挿管などで気道確保をしたうえで、人工呼吸器での呼吸管理がおこなわれる。

術中 生体モニターで全身状態をチェック

麻酔導入時はとくに「気道閉塞」や「気管支痙攣」、「喉頭痙攣」などが起こりやすい。また、反射の抑制による「誤嚥」、交感神経抑制による「血圧・脈拍の低下」「体温の低下」なども生じる。

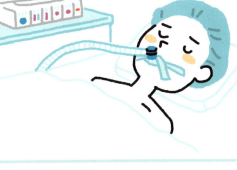

術直後 安定したら回復室で抜管

麻酔薬投与中止後、非脱分極性筋弛緩薬は拮抗薬で作用を消失させるが、それでも薬の効果が残存して「覚醒遅延」を生じることがある。自発呼吸と循環動態の安定化をよく確認してから抜管する。

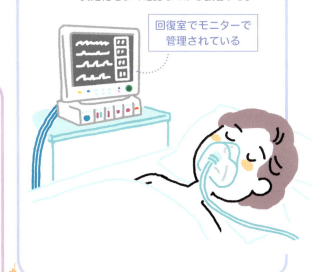

回復室でモニターで管理されている

術後 帰室後も、呼吸や循環を入念にチェック

抜管後・帰室後も、喉頭浮腫や喉頭・気管支痙攣、反回神経麻痺などによる「気道閉塞」の危険性がある。尿量の減少をはじめ、循環動態の変動も起こりやすい。

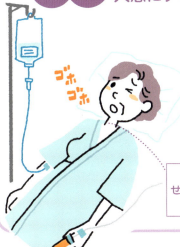

抜管後に気道がせまくなり、合併症を起こすことも！

◆**麻酔の影響は覚醒後もつづく**

全身麻酔は生体に大きな影響を与えます。
たとえば、呼吸機能の抑制と筋弛緩により、自発的な呼吸は停止し、気道は閉塞します。そのため、人工呼吸器による呼吸管理が欠かせません。自律神経系の抑制は、血管拡張による血圧低下や徐脈をまねきます。体温調節機能も抑制されるため、体温の変動を起こしやすくなります。同時に、腸蠕動運動も停止します。

想定外のトラブルや副作用がなかったとしても、麻酔自体がさまざまな生体反応を引き起こすことを理解しておきましょう。

手術中に起きる異変は、主治医、麻酔科医、手術室看護師が中心となって対処しますが、手術を終えて帰室した後で、異変が起こることもめずらしくありません。**病棟看護師も、手術で使用する麻酔の特性をよく理解し、術後の観察とケアにいかすことが求められます。**

麻酔と手術侵襲のリスク

手術侵襲
身体への負担が少ない術式が増えている

現在は、患者への負担が少ない低侵襲手術が主流ですが、進行がんの治療などでは、侵襲の大きな手術がおこなわれることも。代表的な手術の種類と、侵襲の違いを理解しておきましょう。

◆カテーテル治療から開胸まで、多種におよぶ

かつては手術というと、"胸やおなかを切り開く"というイメージでしたが、近年は著しく多様化しています。鏡視下手術や血管内治療が普及し、内視鏡下手術支援ロボットも実用化されています。従来の開腹・開胸手術も、根治のために広範囲を切除する術式から、術後のQOL（生活の質）を重視して、臓器や機能をできるかぎり温存する術式へと変わってきました。

とはいえ、低侵襲手術だからといって、負担がゼロになるわけではありません。手術が大きな侵襲であることに変わりはなく、患者やその家族の人生に大きな影響を与えます。

◆クリニカルパスを基本に、個別のケアを

医療経済の観点から周術期管理を見直そうと、北欧で発案されたのが「術後回復促進策（ERAS）」です。もともとは、消化器外科手術を対象とした包括的な周術期管理法で、合併症発症率の減少や入院日数の短縮、医療コストの削減に役立つことがわかっています。

ERASの考えかたは日本でも普及しつつあり、このような流れをふまえたクリニカルパスが各病院で作成されています。周術期管理は"いつ誰が何をするのか"というクリニカルパスを基本として進められ、クリニカルパスからはずれた場合には個別のケアをおこなっていきます。

"どこまで切るか"で、侵襲度が大きく変わる

根治性が高く、かつできるだけ侵襲度の低い手術が望ましい。

縮小手術
臓器や機能をできるだけ温存
標準手術と同レベルの根治性を保ちつつ、臓器や機能をできるだけ温存する手術。おもに早期の悪性腫瘍が対象。

（小）多くは鏡視下手術で、侵襲をできるだけ小さくする

標準手術
進行度に応じて、必要な範囲を切る
各疾患の進行度に応じた範囲を切除する手術。ガイドラインで、EBMにもとづいた標準手術が推奨されていることが多い。

拡大手術
進行がんなどで、より広範囲に切除
根治性を高めるために、標準手術よりも広範囲の臓器やリンパ節などを切除する手術。進行がんなどが対象となる。

侵襲度　大

アプローチ方法によっても、侵襲度が異なる

臓器へのアプローチはおもに以下の3つがある。ほかに整形外科や眼科の手術もある。

Ⅰ 皮下切除

体表に近い臓器では、侵襲は比較的小さい

甲状腺や乳房などの体表臓器の手術や、皮下腫瘍の手術は、皮膚、皮下、筋肉の順に切開しておこなう。骨の切開をともなわず、出血も少ないため、比較的侵襲が小さい。日帰りでおこなうものもある。

- 甲状腺切除術
- 乳房切除術
- 皮下腫瘍切除　など

Ⅱ 鏡視下手術（画像下治療）

大きく切開しないぶん、回復が早い

胸腔や腹腔、関節などに内視鏡を入れておこなう内視鏡手術や、カテーテルを用いた血管内治療がある。X線やエコー、CT画像を見ながらおこなう。術創が小さく、回復も早い。ただし腹腔鏡下手術は気腹によるリスクがある。

- 胸腔鏡下手術（肺、縦隔など）
- 腹腔鏡下手術（消化器、泌尿器など）
- 関節鏡下手術（膝関節、肩関節など）
- その他内視鏡下手術　など

両者の利点をいかした「ハイブリッド手術」もある

Ⅲ 開腹・開胸・開頭

筋肉や骨を切除するため、痛みも強い

皮膚や筋肉、骨を切開して、臓器切除や腫瘍摘出などをおこなう。臓器や人工物を入れる移植手術もある。
病変やその周囲を目で見て確認し、切除範囲を決めることができるが、術創が大きく、術後の痛みも強い。

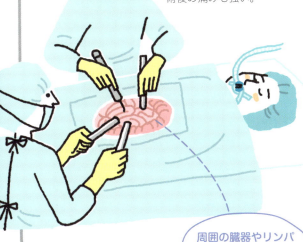

周囲の臓器やリンパ節もよく見て、必要に応じて切除できる

先輩ナースのアドバイス

短期入院になるほど、セルフケア支援が大事！

低侵襲手術は入院期間が短いぶん、自分で術後管理をしなければならず、精神的・身体的負担が増えるという一面も。退院後の体の変化や注意すべき症状、対処法などを十分に説明しましょう。

麻酔と手術侵襲のリスク

全身反応
侵襲時には免疫応答と神経内分泌反応が起きる

周術期ケアのむずかしさは、刻々と変化する生体反応に対応しなければいけない点です。
術後の体に起こる、ふたつの大きな変化を理解しておくと、術後合併症の予防にも役立ちます。

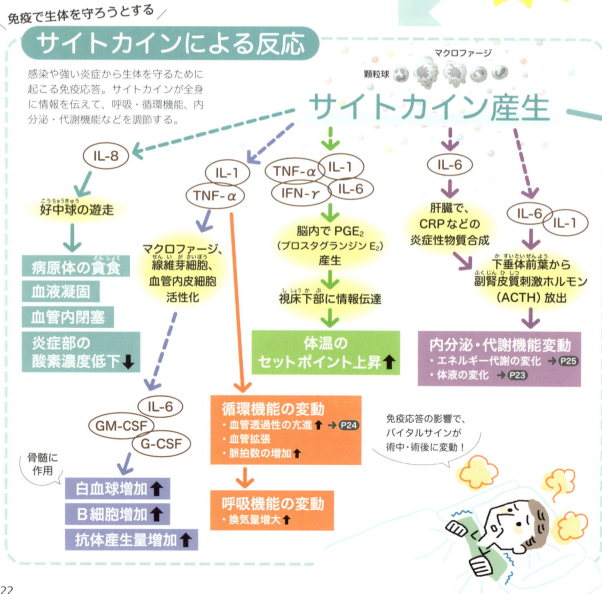

◆術中・術後の全身状態は、なぜ不安定なのか

手術は治療のためにおこなわれるものですが、生体にとっては"生命の危機"。そこで、生命維持のために、体内で急激な変化が起こります。それが、「サイトカインによる反応（炎症反応）」と、ホルモン分泌による「神経内分泌反応」。

サイトカインによる反応は、呼吸・循環機能、内分泌・代謝機能など全身におよびます。神経内分泌反応の役割も非常に大きく、下図の「循環血液量の維持」のほか、P25で詳述する「エネルギーと代謝の変化」が起こります。

◆合併症や臓器障害をまねくこともある

手術侵襲が大きいほど、生体を守るための免疫反応も大きくなります。

ところが、サイトカインによる反応が過剰になると、全身に炎症がおよび、かえって生体を破壊する危険性が高まります。これを「全身性炎症反応症候群（SIRS）*」といい、SIRSが長引くほど、感染症や低酸素血症などの合併症を起こしやすくなります。さらに、播種性血管内凝固症候群（DIC）や臓器障害をまねくことも。発熱をはじめとするSIRSの徴候に注意が必要です。

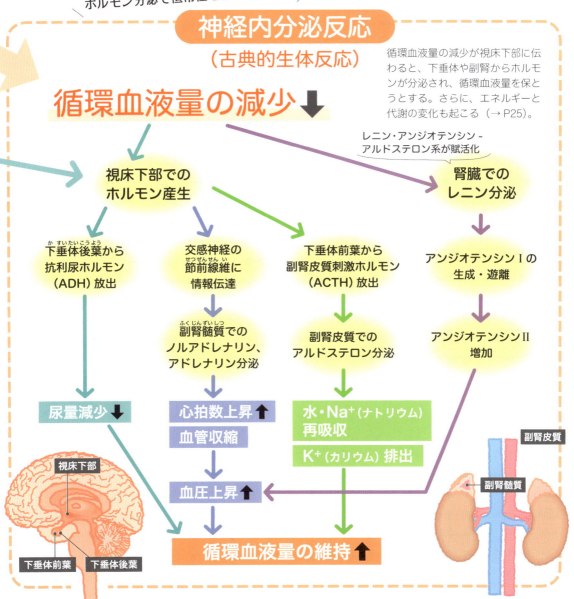

循環血液量の減少が視床下部に伝わると、下垂体や副腎からホルモンが分泌され、循環血液量を保とうとする。さらに、エネルギーと代謝の変化も起こる（→P25）。

*SIRSの診断基準……次の4つのうち、2つ以上を満たせばSIRSと診断される。①体温＞38℃、または＜36℃、②脈拍＞90回/分、③呼吸数＞20回/分、またはPaCO₂＜32Torr、④白血球数＞1万2000/mm³または＜4000/mm³（または＞10％の未熟顆粒球出現）

麻酔と手術侵襲のリスク

代謝
水分出納や電解質バランス、血糖値が変動する

「尿が得られているか、ちゃんと見て！」という先輩ナースの指示には、わけがあります。術後は水分出納や電解質バランスが大きく変わるため、それに応じた輸液や栄養管理が必要です。

◆術後は尿量＆電解質バランスをよく見る

術中・術後は、出血や尿、術野からの不感蒸泄により、循環血液量が減ります。**もうひとつ、深くかかわっているのが「体液の移行」です。**

サイトカインによる反応で、血管透過性が亢進すると、体液が血管外にもれ出てきます。もれ出た体液は細胞間質に貯留し、細胞との物質交換などはおこないません。

このように**体液が移行すると、循環血液量は減り、尿量も減少します（乏尿期）**。術後72〜92時間ほどで炎症反応が落ち着けば、細胞間質に貯留していた体液は血管内に戻ります（リフィリング）。すると、循環血液量が増えますが、増えた分は尿として排泄されます（利尿期）。

術中・術後には、このような体液移行を意識して輸液をおこなうとともに、電解質バランスの変化にも注意を払う必要があります。

手術侵襲により、体液が移行する

侵襲が大きいほど、血管内から細胞間質に移行する体液が増える。

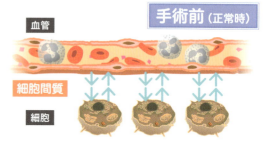

手術前（正常時）
血管／細胞間質／細胞
細胞間質を満たす間質液を媒介に、血液と細胞との物質交換がおこなわれている。

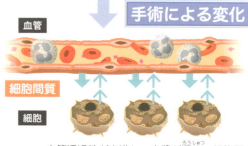

手術による変化
血管／細胞間質／細胞
血管透過性が亢進し、血漿が漏出。細胞間質に貯留する。

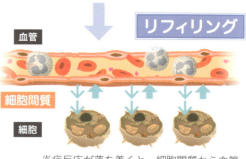

リフィリング
血管／細胞間質／細胞
炎症反応が落ち着くと、細胞間質から血管内へ体液が戻る。

術中・術後は、輸液で体液を管理

輸液管理は出血量、尿量、不感蒸泄、体液の移行を考慮しておこなう。近年は、過剰輸液による体液貯留の問題も指摘されており、注意が必要。

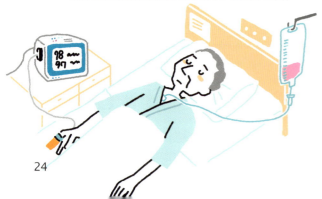

◆神経内分泌反応で、血糖値が急激に上昇

侵襲時、生体はより多くのエネルギーを必要とします。そこで、コルチゾールやグルカゴンなどのホルモンを分泌し、「グリコーゲンの分解」「糖新生」「脂肪分解」といった反応を促進し、エネルギーを確保しようとします。その結果、**体内のグルコースが増え、高血糖状態となります（外科的糖尿病）**。これも、侵襲時の神経内分泌反応です。糖尿病患者ではとくに血糖コントロール不良に陥りやすく、注意を要します。

◆たんぱく同化を促す栄養管理を

絶食状態がつづくと、エネルギーや創傷治癒に必要なアミノ酸を得るために、**筋肉のたんぱく質を分解しようという反応も高まります。これを「たんぱく異化」といいます。**

異化を亢進するおもなホルモンはコルチゾールですが、通常は徐々にその分泌が減少して、たんぱく質合成（同化）へと移行します。そのため回復促進には、早期の経口摂取、または経腸栄養が望ましいとされています。

代謝の変化は、術後数週間以上つづく

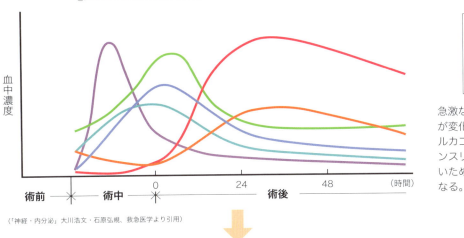

急激なホルモン変動で代謝が変化。成長ホルモンやグルカゴンの増加に対し、インスリンはあまり増加しないため、相対的に高血糖となる。

（「神経・内分泌」大川浩文・石原弘規、救急医学より引用）

- **糖代謝**の変化
  - グリコーゲン分解
  - インスリン拮抗作用
  - 糖新生
- **脂質代謝**の変化
  - 脂肪分解
- **たんぱく質代謝**の変化
  - たんぱく異化
  - たんぱく合成

ムーアの分類で見る エネルギー&代謝の変化

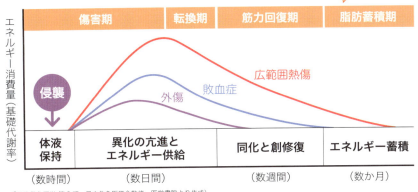

神経内分泌反応による術後経過を示した図。侵襲が大きいほど、エネルギー消費量が増える。術後すぐの傷害期・転換期は異化や糖新生、脂肪分解が亢進する。さらに時間がたつと同化が進み、やせ細った筋肉がもとに戻ってくる。

（『標準救急医学 第3版』日本救急医学会監修、医学書院より作成）

麻酔と手術侵襲のリスク

創傷
高血糖や感染などで手術創の治癒が遅れることも

手術時の切開創は、ドレッシング材で密閉し、自然に治癒するのを待ちます。
創の治癒過程とともに、回復の妨げとなる要因も覚えておきましょう。

創の治癒過程は「炎症期」「増殖期」「成熟期」に分けられる

止血期が終わると、「炎症期」「増殖期」「成熟期」の3段階で治癒が進む。日数のめやすは侵襲の大きさによって異なる。

創の治癒の阻害要因

下記のような要因があると、炎症期が長引き、創傷治癒が阻害される。

- 低栄養
- 感染
- 血糖コントロール不良
- ストレス
- 貧血
- 睡眠リズムの変化
- 喫煙
- 脱水

全身状態との関連も知っておこう！

炎症期 〈〜術後2、3日間〉

創部痛が強く、癒合もまだ不十分

炎症時の反応として、好中球などの貪食細胞が増え、浸出液も増加。免疫機能が創の治癒を促す。ただし炎症のため、痛みは強い。

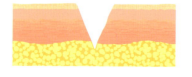

増殖期 〈〜術後数週間前後〉

赤い瘢痕となり、痛みも治まってくる

創は数日で上皮化し、肉芽が形成される。ここからは創の洗浄も必要となる。さらに時間がたつと、強度のある赤い瘢痕となる。

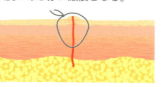

成熟期 〈術後数週間〜〉

白っぽい瘢痕に変化。ただし遷延性術後痛が起きることも

創の強度は3週間で80％ほど回復。白っぽい瘢痕になり、徐々にめだたなくなる。ただし数週間、数か月たっても、痛みが残ることはある。

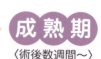

術後30日以内に起こるSSIにも注意！

手術部位感染（SSI）は術後30日以内に起こるため、長期的な観察が必要。右のような感染徴候に注意する。

- 発赤
- 発熱
- 腫脹
- 排膿

感染などが起こると、正常に治癒しない

上記のように創が正常に治癒するものを「一次治癒」という。正常に癒合せず、創が開放した状態で治癒するものは「二次治癒」、開放創として処置してから縫合・閉鎖する場合は「三次治癒」という。

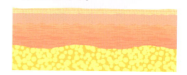
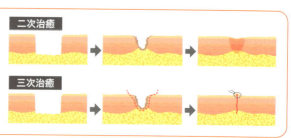

◆経過に問題がなければ、一次治癒でよくなる

　手術による創傷は、創面が整っています。縫合すればぴったりと密着し、ほぼもとどおりの状態に治癒します。**手術直後から2、3日以内は「炎症期」といい、止血凝固反応で血栓が形成されたのちに、好中球、単球、マクロファージなどによる免疫反応が作動します。**創傷治癒におけるもっとも重要な段階で、ここでトラブルが生じると、治癒が遅れます。**つづいて起こる「増殖期」には、活性化したマクロファージなどから、線維芽細胞が増殖。**毛細血管の新生により膠原線維（コラーゲン）がつくられ、長い時間をかけて瘢痕組織が形成されます。**その後の「成熟期」には、コラーゲンの再構築が進み、より強固な組織へと変化します。**赤みも治まり、時間とともに創がめだたなくなってきます。

　このような治癒過程を「一次治癒」といい、経過が安定していれば、この過程で治癒します。しかし、感染などの問題が生じると肉芽が形成され、瘢痕や色素沈着を引き起こします。これを「二次治癒」「三次治癒」といいます。

◆閉塞・湿潤環境で、治りをよくする

　正常な創傷治癒を促すポイントはふたつあります。**まずは「閉塞」して、手術部位感染（SSI）を防ぐこと。**閉塞した低酸素状態のほうが、血管新生を促進することがあきらかになっています。

　ふたつめのポイントは「乾燥させない」ことです。創傷の浸出液には治癒過程に役立つ物質が多く含まれており、ドレッシング材で湿潤環境を保つことで、上皮化・肉芽形成を促します。

　経過が順調なら、術後38時間以内にドレッシング材をはがします。医療用接着剤が使用されていればそのままで、糸や針が使用されている場合は1週間くらいで抜鉤（抜糸）します。

　創傷の治癒過程には、手術時の状況も関与します。たとえば、緊急手術時などは感染が起こりやすくなります。また、**患者側の要因としては「高血糖」に注意が必要です。**インスリン欠乏で糖の細胞内へのとり込みが不足すると、創傷治癒に必要なたんぱくが分解されてしまうのです。そのほか、**栄養障害、喫煙、加齢、薬物療法も阻害因子となります。**

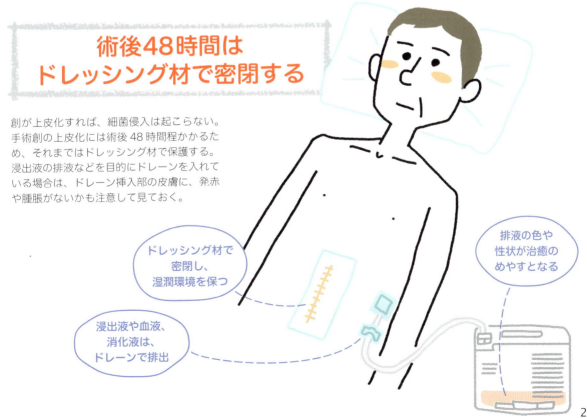

術後48時間はドレッシング材で密閉する

創が上皮化すれば、細菌侵入は起こらない。手術創の上皮化には術後48時間程かかるため、それまではドレッシング材で保護する。浸出液の排液などを目的にドレーンを入れている場合は、ドレーン挿入部の皮膚に、発赤や腫脹がないかも注意して見ておく。

- ドレッシング材で密閉し、湿潤環境を保つ
- 浸出液や血液、消化液は、ドレーンで排出
- 排液の色や性状が治癒のめやすとなる

麻酔と手術侵襲のリスク

痛み
手術による痛みが回復を遅らせる

手術中は、麻酔によって鎮痛されていますが、麻酔覚醒後は痛みを生じます。痛みの種類と原因、全身への影響を理解して、ケアをおこないましょう。

◆術後数時間たつと、強い痛みが生じる

低侵襲手術が増えているとはいえ、組織を損傷しない手術はありません。どのような手術でも、多かれ少なかれ、術後には必ず痛みが生じます。**術後の痛みは、おもに組織損傷によって起こる「侵害受容性」の痛みです。**

普通、術後数時間で非常に強い痛みが生じて12〜36時間ほどつづき、術後48時間ほどで治まってきます。それ以降にも強い痛みがあれば、感染などのトラブルの可能性が考えられます。

◆開胸手術などでは痛みが長引く

術後の痛みの強さは、侵襲の大きさや手術の部位によって異なります。**一般に、術創から生じる「表在痛」よりも、腹膜や筋膜、骨膜などから生じる「深部痛」のほうが強くなります。**したがって鏡視下（きょうしか）手術より開胸手術、開腹手術のほうが、痛みが強いといわれています。

ただし痛みを感じるのは、患者本人。侵襲の大きさから痛みを予測することは重要ですが、痛みの強さを決めつけないようにしてください。

痛みの原因、性質は3つに分けられる

術後の痛みは、下記の3種に大別される。いずれも全身に悪影響をおよぼし、回復遅延や術後合併症を引き起こす。

全身の受容器から脳へ痛みが伝わる

痛みの3分類

侵害受容性の痛み
「体性痛」「内臓痛」に分けられる

組織が傷害されて生じる、傷や炎症の痛み。受容体が侵害を感知し、脳に痛みとして伝達する。組織への物理的刺激で起こる「体性痛」と、内臓の炎症や虚血などで起こる「内臓痛」があり、後者では術後合併症のリスクにも注意。

神経因性の痛み
ヒリヒリ焼けつくような痛みが特徴

末梢神経や中枢神経の損傷や神経系疾患によって生じる痛み。目に見えるような傷や炎症はない。「しびれるような感覚」「ヒリヒリと焼けつくような痛み」「電気が走るような痛み」と表現されることが多い。

心因性の痛み
「痛がりな患者」と決めつけないで

不安や恐怖などによる痛みで、侵害受容性の痛みともかかわりが深い。たとえば不安が強いと、組織が酸素欠乏に陥り、発痛物質が生成されて痛みが増す。「心理的なもの」と流さず、薬できちんと対処する。

◆手術による心の痛み、ストレスへのケアを

術後の痛みは、全身の機能に悪影響をおよぼし、回復遅延や術後合併症につながります。術中の硬膜外麻酔による先制鎮痛法や、持続硬膜外鎮痛法、PCA（自己調節鎮痛法）などで十分にコントロールすることが重要です。侵害受容性の痛みや神経因性の痛みが、遷延性術後痛として長く残ることもあります。術直後から退院まで、切れ目のないケアをおこなっていきます。

また、痛みは気持ち（情動）と深い関係があり、不快感や不安などがあると、痛みの「閾値」が下がります。ささいな刺激を"痛み"として感じるようになることも。逆に、不快感や不安がやわらぎ、睡眠が十分とれていれば、痛みを感じにくくなります。手術は患者にとって大きなストレスとなるもの。自分の体のこと、生活や仕事のこと、家族やお金のことなど、山ほど不安があるでしょう。痛みの軽減には、こうした患者の気持ちに寄り添うことも大切です。

心のつらさや不満があると痛みの閾値が下がる

治療に関係する諸要因において、不満やつらさを抱えていると、痛みを感じやすくなることに注意。

○ 痛みの感じかたを軽減する因子
- 受容
- 不安の減退、緊張感の緩和
- 創造的な活動
- 気分の高揚
- ほかの症状の緩和
- 感情の発散、同情的な支援（カウンセリング）
- 睡眠
- 説明
- 人とのふれあい

× 痛みの感じかたを増強する因子
- 怒り
- 不安
- 倦怠
- 抑うつ
- 不快感
- 深い悲しみ
- 不眠→疲労感
- 痛みについての理解不足
- 孤独感、社会地位の喪失

（『トワイクロス先生のがん患者の症状マネジメント』Robert Twycross 著、武田文和監訳、医学書院より引用）

全身への影響

循環器系への悪影響
- 血圧上昇＆脈拍増加
- 血管収縮
- 心筋酸素消費量増大 など

痛みで交感神経が刺激され、血管収縮や血圧上昇、脈拍増加が起こる。不整脈や心筋虚血の引き金にもなる。

呼吸器系への悪影響
- 呼吸抑制
- 排痰困難
- 換気障害
- 低酸素血症 など

痛みがあると、深呼吸や咳嗽を抑えるため、痰がたまる。換気機能が低下し、低酸素血症などを起こしやすくなる。

我慢せずにPCAを使ってもらう

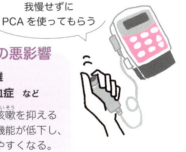

内分泌系への悪影響
- 高血糖
- 水、Na⁺（ナトリウム）貯留
- 副腎皮質ホルモン分泌（免疫機能低下） など

カテコールアミンや副腎皮質ホルモンの分泌が促進され、免疫機能低下や高血糖、水分・Na⁺の貯留をまねく。

精神面への悪影響
- 不安・恐怖
- 睡眠障害
- せん妄 など

痛みが不安や恐怖を生み、それによってさらに痛みが増す。睡眠や休息が妨げられ、せん妄を引き起こすことも。

消化器系への悪影響
- 胃粘膜の傷害
- 急性胃粘膜病変
- 腸の蠕動運動低下
- 消化液減少 など

交感神経が亢進し、腸の蠕動運動の低下や消化液分泌の低下をまねく。胃粘膜が傷害され、潰瘍や穿孔にもつながる。

→ **回復遅延**

術後合併症

麻酔と手術侵襲のリスク

筋弛緩＆体位
手術時の筋弛緩、同一体位もリスクとなる

安全な手術のためには麻酔が不可欠ですが、筋弛緩作用などで合併症のリスクが高まることも。術中・術後に同一体位で長時間過ごすことも、合併症の引き金となります。

◆筋収縮力が低下し、運動器も障害される

手術を受ける患者の筋肉が活動状態にあると、術野を確保しにくかったり、体を傷つけてしまうおそれがあります。そこで手術中は、筋弛緩薬やその他の麻酔薬を使って、骨格筋を弛緩させます。安全・確実な手術のために欠かせない作用ですが、生体にとっては大きなリスクです。

たとえば筋弛緩状態では、生理的可動域の範囲を超えて、関節が動いてしまいます。そのため、体位によっては関節の脱臼や靱帯損傷を起こしたり、神経の過剰な伸展や牽引によって、神経障害をまねくことがあります。さらに静脈の還流が阻害され、深部静脈血栓症（DVT）、肺血栓塞栓症（PTE）のリスクも高まります。

◆同一体位で皮膚や臓器が圧迫される

手術にかかる時間が長くなるほど、侵襲も大きくなります。手術操作による損傷や出血に加えて問題となるのが、同一体位による圧迫です。

手術中はずっと、皮膚の同一部位の圧迫がつづくため、血液循環が局所的に滞ります。その結果、褥瘡ができてしまうことも。めやすとしては、毛細血管圧32mmHgを超えると循環不良をきたすといわれます。手術が長時間におよんだり、出血や浸出液などによる皮膚の湿潤が加わったりすると、褥瘡がより起こりやすくなります。

患者の体格、栄養状態も、褥瘡のリスク要因です。高齢で、栄養状態のよくないやせ型の患者では、とくに注意を要します。

麻酔による筋弛緩が、全身機能を低下させる

骨格筋の弛緩は全身の機能に影響を与え、下記の障害を引き起こすことがある。筋弛緩作用の残存にも注意が必要。

関節・神経・皮膚 の障害

関節の脱臼　術後末梢神経障害
褥瘡　　　（下肢のしびれなど）

関節の不適切な固定・回旋・伸展により、関節の脱臼や靱帯の損傷、神経の圧迫などを引き起こす。骨突起部に体重がかかることで、褥瘡も起こりやすくなる。

Point
クッションや体圧分散マットレスなどで、関節・皮膚を守る

下肢静脈 の血行障害

静脈血うっ滞
深部静脈血栓症

筋肉の静脈還流が抑制されるため、静脈の血流がうっ滞する。さらに、手術侵襲によって血液凝固能が亢進すると、深部静脈血栓症のリスクが高くなる。

Point
弾性ストッキング＆フットポンプで静脈血の還流を促す

呼吸機能 の障害

呼吸抑制

低酸素血症

肋間筋や横隔膜などが弛緩するため、胸郭の動きにともなう呼吸運動が抑制される。術後も、筋弛緩作用の残存により、低酸素血症をきたすことがある。

Point
人工呼吸器で呼吸を管理。術後の観察が重要

◆体位と手術時間を考えて、術後のケアを

体位を固定するときは、体の負担にならないような配慮が必要。褥瘡対策としては、体圧分散マットレスを使い、圧迫部位にはタオルをはさむなどの処置が講じられています。

それでも、手術終了後に、合併症を起こすリスクはあります。**術後は「循環障害や換気障害を起こしていないか」「皮膚の損傷はないか」「神経の障害はないか」**をよく観察します。

呼吸にとくに影響するのは仰臥位、循環動態に影響しやすいのは砕石位です。皮膚については、骨突起部のほか、機器や管で圧迫されていた部位にも注意。神経障害は、手足や顔のしびれ、感覚の鈍さ、手の変形などがないかを見ます。

手術体位ごとの、術後の障害に注意

手術体位ごとに現れやすい障害を知っておき、それに応じたケアをおこなう。

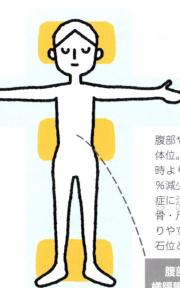

仰臥位

機能的残気量が約44％も減る

腹部や心臓、顔面などの手術体位。全身麻酔下では、立位時より機能的残気量が約44％減少するため、呼吸器合併症に注意。腕神経叢麻痺、橈骨・尺骨神経麻痺なども起こりやすい。褥瘡好発部位は砕石位と同じ。

> 腹部臓器によって、横隔膜が押し上げられる

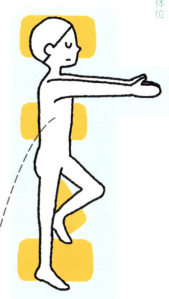

側臥位

下側の腕が麻痺するおそれがある

側頭部や食道、肺、腎臓、股関節などの手術体位。大転子部、腸骨部、肩峰突起部、膝関節顆部の褥瘡、腕神経叢麻痺や総腓骨神経麻痺が起こりやすい。静脈血のうっ滞にも注意が必要。

> 下側の肺も圧迫されてしまう

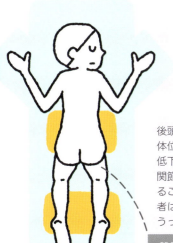

腹臥位

眼球や胸部などが圧迫される

後頭部や脊椎などの手術時の体位。眼球の圧迫による視力低下や、足趾部（足の指）、膝関節部、肘骨部の褥瘡が起こることがある。とくに肥満患者は腹圧がかかるため、静脈うっ滞を引き起こしやすい。

> 股関節の屈曲により下肢の静脈還流が低下

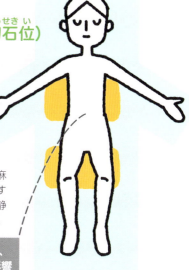

砕石位（切石位）

神経麻痺のほか、腰痛にも注意

泌尿器、肛門、直腸、婦人科系手術時に多い体位。後頭部、肩甲骨部、仙骨部、踵骨部の褥瘡、腓骨神経麻痺、腰痛などが起こりやすい。静脈還流が低下し、静脈うっ滞が生じることも。

> 腹圧が上がり、呼吸機能にも影響

術後合併症のリスク

呼吸器合併症

もっとも多い合併症は「無気肺」「肺炎」「肺水腫」

手術後の合併症としてもっとも多く、術後の経過を著しく悪化させるのが、呼吸器合併症。発症頻度が高く、とくに命を脅かしかねないのが「無気肺」「肺炎」「肺水腫」の3つです。

どんな合併症？

◆換気機能が低下し、低酸素血症をきたす

呼吸は、呼吸運動によって外気を肺胞まで運ぶ「換気」と、肺胞や組織で酸素と二酸化炭素を交換する「ガス交換」から成ります。

呼吸運動の抑制や気道の閉塞で換気が障害されたり、肺胞が障害されたりすると、ガス交換が十分できなくなります。すると、「低酸素血症」をきたします。代表的なものが「無気肺」「肺炎」「肺水腫」の3つ。そのほか、舌根沈下や急性喉頭浮腫による「気道閉塞」、「高二酸化炭素血症」「喘息」「誤嚥」なども起こります。

なぜ起こる？

◆全身麻酔によって、気道分泌物がたまる

全身麻酔は、呼吸器系に大きな影響を与えます。それは"痰がたまりやすくなる"ことです。

麻酔薬や気管挿管の刺激で気道に炎症が生じると、痰の量が増えます。また、人工呼吸管理下では痰が粘稠化するうえ、筋弛緩薬や創部痛の影響で呼吸運動が不十分となり、痰をうまく排出できません。長時間の同一体位も、痰がたまる要因です。

こうしたことから、全身麻酔後は気道閉塞が起こりやすく、無気肺、さらには肺炎をまねきます。術式別では、開胸手術や横隔膜への侵襲をともなう手術でとくに多く認められます。

必要なケアは？

◆呼吸の変化、痰の貯留を見逃さない

呼吸器合併症は、X線検査で診断されます。ただ、術後のX線検査をルーチンでおこなうわけではありません。看護師が異変に気づいて医師に報告し、検査につなげることが大切です。

術前の状態と比較して、呼吸の変化や痰の貯留を見逃さないようにしてください。

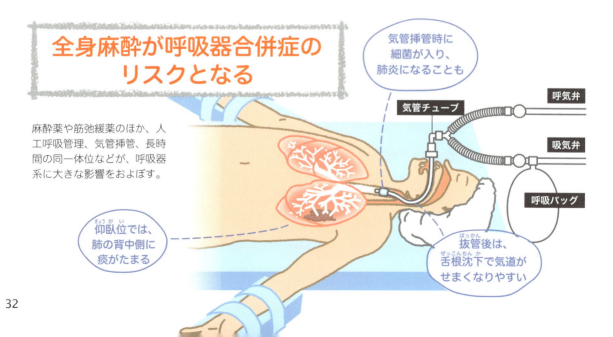

全身麻酔が呼吸器合併症のリスクとなる

麻酔薬や筋弛緩薬のほか、人工呼吸管理、気管挿管、長時間の同一体位などが、呼吸器系に大きな影響をおよぼす。

気管挿管時に細菌が入り、肺炎になることも

気管チューブ／呼気弁／吸気弁／呼吸バッグ

仰臥位では、肺の背中側に痰がたまる

抜管後は、舌根沈下で気道がせまくなりやすい

手術当日〜5日間は、3大合併症に注意

手術後の経過で見ると、術直後は肺水腫、手術当日〜術後3日は無気肺、術後5日までは肺炎を発症しやすい。

無気肺

手術当日〜3日以内に発症しやすい

肺胞内の空気が抜けてつぶれた状態（虚脱）をいう。胸水や腫瘍による肺の圧迫でも起こるが、周術期は痰による気道閉塞がおもな原因となる。術後3日以内の発症が多く、背側肺底部（とくに左肺）が好発部位。

- 肺胞に空気がなくなり小さくしぼむ
- 病変側の横隔膜が上に引っぱられる
- X線検査ではりんかくが不明瞭に（シルエットサイン陽性）

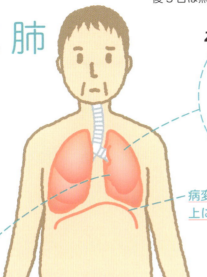

肺炎に移行することも！

肺炎

高齢者では誤嚥性肺炎に注意

病原微生物の感染による肺の炎症で、術後3〜5日ごろに多い。貯留した分泌物内で細菌が増殖するほか、術中の気管挿管の刺激による胃内容物の逆流などが原因となる。経口摂取開始後の「誤嚥性肺炎」、人工呼吸開始後の「人工呼吸器関連肺炎（VAP）」にも注意。

- 口腔内の菌が肺に入り、肺炎をまねく
- 誤嚥性肺炎はとくに右肺に多い

肺水腫

肺に水がたまり、呼吸状態がどんどん悪化

肺毛細血管内の水分が肺胞内に浸出した状態。心臓病による「心原性肺水腫」と、血管透過性の亢進による「非心原性肺水腫」があり、リフィリングの時期はとくに注意を要する。術中の過剰輸液・輸血が原因となることが多く、心不全や低栄養がリスク要因となる。

- X線画像では肺全体が真っ白に
- 血管から肺胞に水がしみ出している

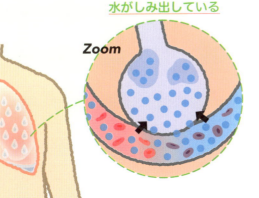

ここをチェック！
- 呼吸器合併症のリスク評価 → P68
- 手術直後の呼吸の観察＆ケア → P98
- 呼吸器合併症の予防的ケア → P116

術後合併症のリスク

術後出血
術後出血によってショックに至ることもある

術後出血は、術直後から48時間後に起こりやすい合併症。出血がつづくと、ショックを起こす危険性があります。ドレーンの排液をよく見て、早期に気づくことが重要です。

どんな合併症？

◆**血管や臓器からの出血が、術後に起こる**

術後出血とは、手術後に起こる出血の総称で、術後48時間以内にとくに起こりやすいといわれています。早い段階で起こるほど、危険性が高く、再手術が必要になることもあります。

もっとも懸念されるのが、<u>出血がつづくことにより、循環血液量が不足し、「循環血液量減少性ショック」に至ること</u>。これは術後のショックでもっとも多いもので、意識障害や血圧低下、心拍数上昇など、全身状態が急激に悪化していきます。術後出血の影響は、ショックだけにとどまりません。たとえば頸部手術後の術後出血の場合、皮下で血腫を形成し、窒息をまねく危険もあります。

なぜ起こる？

◆**術中の不感蒸泄も、体液量が減る原因**

術後出血は、手術中の止血が不完全な場合、手術侵襲によって止血凝固機能が低下した場合などに起こる可能性があります。もともと出血傾向のある患者では、術後出血の徴候に注意が必要です。<u>術前・術後の凝固系の血液検査データ、抗凝固薬の服用の有無もよく確認しておきましょう。</u>

また、出血以外にも循環血液量を減少させる原因があります。それは、「術中の不感蒸泄」と「細胞間質の体液移行」です。<u>術野が広く、多量の不感蒸泄があるような手術や、長時間におよぶ侵襲の大きな手術では、術後出血がなくても循環血液量不足に陥ることがあります。</u>

急性出血の重症度は、4段階に分けられる

出血量や出血時間、出血速度から重症度が決まる。出血があっても、必ずしも血圧が低下するとはかぎらないため、呼吸数や尿量のチェックが大切。

	Class I 軽症	**Class II** 中等症	**Class III** 重症	**Class IV** 最重症
出血量(%循環量)	<15%	15〜30%	30〜40%	>40%
心拍数(bpm)	<100	>100	>120	>140 最終的に徐脈
収縮期圧	正常	正常	低下	低下
拡張期圧	正常または上昇	上昇	上昇から低下へ	低下
脈圧	正常または減少	減少	減少	減少
毛細血管再充満	正常	遅延	遅延	遅延
呼吸(/min)	15〜20	20〜30	>30	>35
尿量(mL/kg/時)	>0.5	0.25〜0.5	<0.25	<0.1
意識レベル	やや不安	不安	不安、錯乱	錯乱、嗜眠

(『スーパーローテータの周術期循環管理』森田茂穂・川島康男・豊岡秀訓監修、真興交易医書出版部より引用)

必要なケアは？

◆ドレーンの排液の色をよく見ておく

術後出血の早期発見には、ドレーンの排液が重要な手がかりとなります。通常、排液は徐々に赤みが薄まって、淡黄色の血漿性（けっしょう）の排液になります。しかし、血性の排液が100mL/時以上引けた場合は、術後出血が疑われます。

ただ、ドレーンの排液ですべてわかるわけではありません。出血部位によっては、血液が排出されないこともありますし、ドレーンが閉塞して正常な排出が妨げられていることも。そのため、「顔面蒼白」「呼吸困難」「虚脱」「冷汗」「脈拍触知不能」などのショック症状の観察も非常に大切です。必ずしも血圧が下がるわけではないことにも留意します。

出血やショックが疑われる場合は、すみやかに医師に連絡してください。医師の指示のもと、細胞外液の急速輸液で対応します。重症のショックを引き起こしている場合は、人工呼吸管理を含めた全身管理がおこなわれ、ときには再手術に至ることもあります。

圧の管理と観察のためにドレーンが留置されている

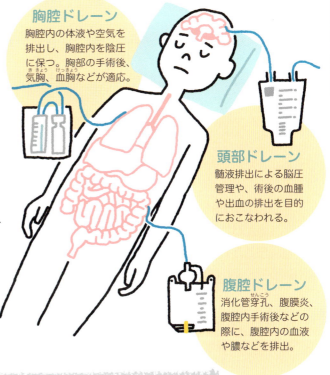

おもなドレーンの種類

排液のためのドレーンは、おもに下記の3種。術後の体内がどのように変化しているかを知るために、留置されることもある。

胸腔ドレーン
胸腔内の体液や空気を排出し、胸腔内を陰圧に保つ。胸部の手術後、気胸（ききょう）、血胸（けっきょう）などが適応。

頭部ドレーン
髄液排出による脳圧管理や、術後の血腫や出血の排出を目的におこなわれる。

腹腔ドレーン
消化管穿孔（せんこう）、腹膜炎、腹腔内手術後などの際に、腹腔内の血液や膿などを排出。

出血以外が原因のショックにも注意！

循環血液量減少性ショック以外に、心臓や血管の異常によって起こるショックもある。

血液分布異常性ショック

敗血症性ショック
アナフィラキシーショック
神経原性ショック

末梢血管が過度に拡張すると、血管床（けっかんしょう）の容積が増大し、循環血液量が相対的に不足する。敗血症性ショックやアナフィラキシーショックなど。

心原性ショック

心筋梗塞　不整脈
心臓弁膜症　などが原因

心臓のポンプ作用の低下によって起こる。もっとも多いのが心筋梗塞で、術後3日以内に多い。拡張型心筋症、重症の不整脈、心臓弁膜症なども原因に。

心外閉塞・拘束性ショック

心タンポナーデ　自然気胸
肺血栓塞栓症　などが原因

心臓以外に生じた異常で、静脈還流や心拍出量が減少することで起こる。心タンポナーデや気胸、肺血栓塞栓症（→P36）などが原因となる。

ここをチェック！
・術後出血のリスク評価 → P74　・手術直後の観察＆ケア → P104　・術後出血の予防的ケア → P118

術後合併症のリスク

血栓症
血液がうっ滞し、下肢に血栓ができやすい

血液のうっ滞などで血栓ができ、循環動態が障害された状態を「血栓症」といいます。
術後は血栓症のリスクが非常に高く、フットポンプなどを使った予防的ケアが欠かせません。

どんな合併症？

◆周術期患者の、4人に1～2人に起こる

術後に多い血栓症は「深部静脈血栓症（DVT）」と、「肺血栓塞栓症（PTE）」です。4人に1～2人は起こるといわれ、もっとも多いのが整形外科領域の手術後。ついで一般外科、婦人科、脳外科、泌尿器科でよく見られます。

深部静脈血栓症は、筋膜より深部の静脈でうっ血が起こり、血栓ができるもの。下肢や骨盤に起こりやすく、下肢の膨張、緊満感、表在静脈の怒張、皮膚の色調変化などが現れます。

肺血栓塞栓症は何らかの原因で肺動脈が閉塞するもので、その90％以上は深部静脈血栓症が原因といわれています。発症しやすいのは、術後、はじめて起立したときや歩いたときです。活動時の急激な静脈還流の増加によって血栓がはがれ、血流にのって肺動脈にまで運ばれるためと考えられます。

症状としては、突然の呼吸困難、胸痛、多呼吸、頻脈、不安感などのほか、心外閉塞・拘束性ショックや突然死に至ることもあります。

血液が凝固しやすいハイリスク例では、とくに注意

周術期は3つの発症要因が重なり、血栓症を起こしやすい。術前にリスク因子の評価を。

代表的なリスク因子

リスク強度 弱
- 肥満
- エストロゲン治療
- 下肢静脈瘤

リスク強度 中（高齢者では活動量が低下するため）
- 高齢
- 長期臥床
- うっ血性心不全
- 呼吸不全
- 悪性疾患
- 中心静脈カテーテル留置
- がん化学療法
- 重症感染症

リスク強度 強
- 静脈血栓塞栓症の既往
- ギプスによる下肢固定
- 血栓性素因
- 下肢麻痺

発症要因

血液凝固能の亢進
手術侵襲により炎症反応が起こると、血液凝固能が亢進し、血栓ができやすくなる。

血流のうっ滞
術中の長時間の同一体位や術後の安静臥床が、静脈還流の停滞につながる。

静脈の内皮障害
術中の固定や手術操作により、静脈内皮が傷害されて、炎症を引き起こす。

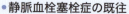

（「循環器病の診断と治療に関するガイドライン（2008年度合同研究班報告）：肺血栓塞栓症および深部静脈血栓症の診断、治療、予防に関するガイドライン（2009年改訂版）」日本循環器学会より作成）

なぜ起こる？

◆長期間の臥床などで、静脈還流が滞る

深部静脈血栓症の発症要因には、「血液凝固能亢進」「血流のうっ滞」「静脈内皮障害」の3つがあります。手術侵襲が加わると、血液凝固能が亢進するうえ、静脈壁も傷害されます。また、全身麻酔による筋弛緩や術中・術後の長時間の臥床は、静脈還流を妨げてうっ血をまねきます。

つまり、周術期には、3つの発症要因すべてが重なりやすいのです。とくに術後の経過が悪く、離床が思うように進まないケースでは、発症率が高まります。また、腹腔鏡下手術では、腹腔内圧の上昇による下大静脈の圧迫も、血栓形成の誘因のひとつといわれています。

患者側のリスク因子は、肥満、高齢、がん化学療法、うっ血性心不全、呼吸不全、下肢麻痺など多岐にわたります。入院患者の40％以上は3つ以上のリスク因子をもっているといわれ、術前のリスク評価が非常に重要です。

必要なケアは？

◆フットポンプなどの予防的ケアが有効

肺塞栓症は致死的な合併症で、日本での死亡率は約14％と報告されています。原因となる深部静脈血栓症の予防を徹底することが重要です。

日本循環器学会のガイドラインでは、リスクレベルに応じた予防法を推奨しています。**具体的には、「早期離床」「運動の促進」「マッサージ」「弾性ストッキングの着用」「間欠的空気圧迫法（IPC）」「抗凝固療法」など。**間欠的空気圧迫法は"フットポンプ"という装置を用いる方法で、足に巻いたカフに、間欠的に空気を送り込んで静脈還流を促します。高リスク患者に有効ですが、すでに血栓のある人には禁忌です。

弾性ストッキングやフットポンプは、術前・術中から使いますが、不快感や痛み、かゆみを生じるなど、患者にとってはストレスも大きいもの。**なぜ必要なのか、いつまでつづけるのかをていねいに説明しておくことも大切です。**

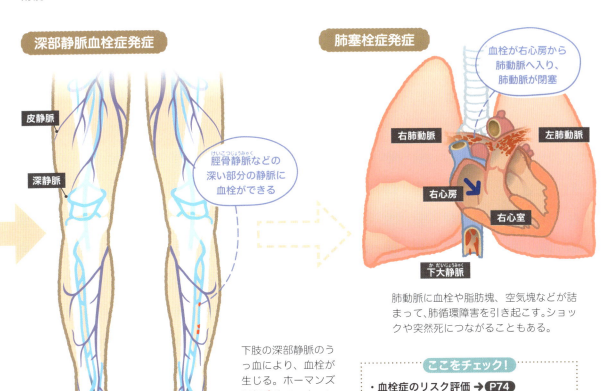

深部静脈血栓症発症

皮静脈
深静脈

脛骨静脈などの深い部分の静脈に血栓ができる

下肢の深部静脈のうっ血により、血栓が生じる。ホーマンズ徴候[*1]やローウェンベルグ徴候[*2]が現れる。急性閉塞では浮腫が生じることも。

肺塞栓症発症

血栓が右心房から肺動脈へ入り、肺動脈が閉塞

右肺動脈　左肺動脈
右心房
右心室
下大静脈

肺動脈に血栓や脂肪塊、空気塊などが詰まって、肺循環障害を引き起こす。ショックや突然死につながることもある。

ここをチェック！

・血栓症のリスク評価 → P74
・手術直後のモニタリング＆ケア → P100
・血栓症の予防的ケア → P120

[*1] ホーマンズ徴候……足関節を背屈したときに、ふくらはぎの痛みが現れる。
[*2] ローウェンベルグ徴候……マンシェット加圧によって、ふくらはぎの痛みが現れる。

術後合併症のリスク

循環器合併症
血圧の変動とともに危険な不整脈、虚血に注意

術中・術後には、血圧が変動しやすいもの。痛みやストレスも生じるため、不整脈や虚血性心疾患のリスクが高まります。既往歴がある患者では、とくに注意を要します。

どんな合併症？

◆命にかかわる不整脈、心筋梗塞を発症

循環器合併症として多いのは、血圧の変動。たいていは術後数日間で安定しますが、侵襲の大きな手術後などは虚血性心疾患に至るおそれも。とくに虚血性心疾患の既往、高血圧などの基礎疾患がある患者では注意を要します。

循環動態の変化や、脱水、電解質異常などから、不整脈を起こす可能性もあります。多くは体液バランスの変化による頻脈ですが、危険な不整脈に至ることも。また、頻度は高くないものの、心臓のポンプ機能に負担がかかりすぎて、急性心不全になるケースも認められます。

なぜ起こる？

◆神経内分泌反応、炎症反応が影響

手術中は一般に、血圧が下がります。麻酔下で交感神経が抑制され、心拍数や心収縮力などが低下するためです。出血や不感蒸泄などで循環血液量が減ることも、血圧低下の要因です。

循環血液量が減ると、神経内分泌反応（→P23）が起き、心拍数や末梢血管抵抗などが高まります。同時に起こる炎症反応（→P22）も、心拍数を増やす働きがあり、循環の維持に寄与します。

術後すぐの患者は、このように循環機能が不安定な状態。そのため、虚血性心疾患などの循環器合併症が起こりやすくなるのです。

術中・術後は血圧が変動しやすい

手術侵襲に対する神経内分泌反応、炎症反応により、血圧が変動する。

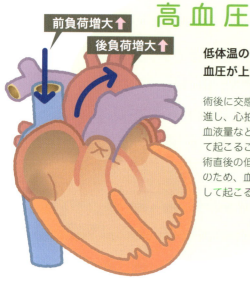

高血圧

低体温の代償反応で血圧が上がることも

術後に交感神経が亢進し、心拍数や循環血液量などが増加して起こることが多い。術直後の低体温改善のため、血管が収縮して起こることも。

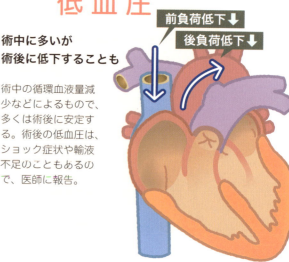

低血圧

術中に多いが術後に低下することも

術中の循環血液量減少などによるもので、多くは術後に安定する。術後の低血圧は、ショック症状や輸液不足のこともあるので、医師に報告。

◆ 痛みや低酸素血症も引き金となる

　術後には創の痛みをともないます。**痛みによって交感神経が亢進することも、循環器合併症発症の引き金となります。**合併症予防のためにも、痛みのケアを十分におこないましょう。

　呼吸機能低下による低酸素血症も、心臓への酸素供給量を減少させ、心筋虚血を誘発します。狭心症などの既往がある患者では、とくに注意。**循環機能と呼吸機能は密接にかかわっていますから、両者を結びつけて考える視点が重要です。**

　また、循環動態の変動や心筋虚血は、心臓・肺以外の臓器にも影響します。たとえば術中・術後は血栓が形成されやすいため、心房細動による脳梗塞にも注意が必要です。

必要なケアは？

◆ 循環血液量の指標となる、尿量をチェック

　循環器合併症の予防と早期発見には、血圧、脈拍などの基本のモニタリングが何より重要。**「基準値内だからOK」と考えず、術前の数値と比較して、循環機能の変動を捉えます。**

　輸液管理と尿の確認も欠かせません。術後24時間以内に、最低限必要な尿量が得られていれば、循環血液量が保たれていると判断できます。

　なお、術後2日目以降は、細胞間質に移行した血液が戻ってくる「リフィリング」のタイミングでもあります。**このときに再び血圧が上昇したり、心臓に負荷がかかることも多いので、継続的なモニタリングが欠かせません。**

侵襲の大きな手術ほど、心合併症が起きやすい

心合併症は、心血管系の手術、出血量の多い大手術のときほど起こりやすい。

心合併症のリスク分類

（低）

低リスク　<1%
- 乳腺手術　・内分泌手術
- 眼科手術　・婦人科手術
- 再建手術（形成外科）
- 整形外科小手術（ひざ）
- 泌尿器科小手術

中等度リスク　1〜5%
- 腹腔内手術　・頸動脈手術
- 末梢動脈形成術
- 動脈瘤血管内修復術
- 頭頸部手術
- 神経外科／整形外科大手術（股関節、脊椎）
- 肺・腎・肝移植
- 泌尿器科大手術

高リスク　>5%
- 大動脈手術　・主幹血管手術
- 末梢血管手術

（高）

リスク

（「非心臓手術における合併心疾患の評価と管理に関するガイドライン（2014年改訂版）」許 俊鋭ほか、日本循環器学会より引用）

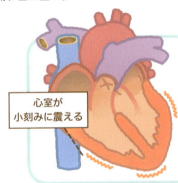

不整脈

もっとも危険なのは、心室細動

頻脈性不整脈が多く、痛み、低酸素血症、電解質バランスの異常、心筋虚血などが原因になる。心室細動や多源性の心室性期外収縮は、すぐに救命処置を。

心室が小刻みに震える

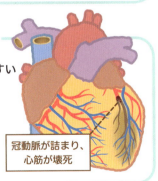

虚血性心疾患

既往のある患者で再発しやすい

心筋梗塞や狭心症など。痛みや低酸素血症、血圧上昇などにより起こる。既往歴がある患者ではとくにリスクが高く、術前からの管理が不可欠。心電図上のSTの変化もよく観察を。

冠動脈が詰まり、心筋が壊死

ここをチェック！
- 循環器合併症のリスク評価 → P66
- 手術直後のモニタリング＆ケア → P100
- 循環器合併症の予防的ケア → P122

術後合併症のリスク

術後イレウス／腸閉塞
腸の蠕動運動が低下し、ガスや便が出なくなる

術直後は腸管が動きにくく、機能が低下した状態。術後72時間たっても腸が動かない「術後イレウス」、腸管が癒着してしまう「腸閉塞」のリスクが高まります。

年齢や栄養状態もリスクとなる

麻酔や手術侵襲、患者のもつリスクが重なり合って、イレウスが起こる。

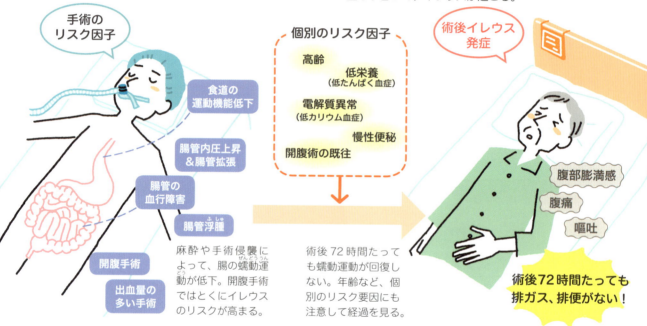

麻酔や手術侵襲によって、腸の蠕動運動が低下。開腹手術ではとくにイレウスのリスクが高まる。

術後72時間たっても蠕動運動が回復しない。年齢など、個別のリスク要因にも注意して経過を見る。

術後72時間たっても排ガス、排便がない！

どんな合併症？

◆**生理的イレウスは誰にでも起こる**

全身麻酔手術後しばらくは、**腸管の蠕動運動が低下して、排ガスが起こりません**。このような状態を「生理的イレウス（生理的腸管麻痺）」といい、ほぼすべての患者で起こります。普通、術後2～3日ほどつづきますが、しだいに蠕動運動が回復して、排ガスが認められます。

しかし、術後72時間以降も蠕動運動が回復せず、排ガスが認められない場合は、「麻痺性イレウス」の可能性があります。腹痛や腹部膨満感、悪心・嘔吐などの症状も現れます。

◆**腹部手術後は、腸閉塞にも注意して**

開腹手術後は「腸閉塞」にも注意が必要です。**手術侵襲で損傷を受けた腸管漿膜や腹膜を修復しようとする生体反応によって癒着し、狭窄や閉塞をまねくものです。**

「癒着性腸閉塞」から、血行障害をともなう「絞扼性腸閉塞」に進展すると、腸管が壊死してしまうこともあります。

なお、日本では慣習的に、腸管麻痺も腸閉塞も"イレウス"とよばれていますが、厳密にはイレウスは腸管麻痺をさすもので、最近は両者を使い分ける傾向にあります。

術後に起こるイレウス、腸閉塞の特徴をつかむ

麻痺性イレウスと腸閉塞の鑑別には、聴診と腹部X線検査が有効。

症状・徴候	イレウス〈麻痺性イレウス〉	腸閉塞〈癒着性腸閉塞〉	腸閉塞〈絞扼性腸閉塞〉
腸蠕動	腸蠕動音の減弱・消失	腸蠕動音の亢進、金属音	腸蠕動音の減弱・消失
腹痛	なし。または持続的な痛み	間欠的・周期的な痛み	強く持続的な痛み
嘔気・嘔吐	あり	あり	強い痛みと同時に起こる反射性の嘔気・嘔吐
排ガス・排便	停止	停止	停止
腹部膨満感	あり	あり	あり
脱水	正常	あり	あり
X線検査	・大腸、小腸全体におよぶ腸管拡張ガス像 ・鏡面像（ニボー）軽度	・閉塞部位より口側に腸管拡張ガス像 ・鏡面像（ニボー）多数	・腸管拡張ガス像（ただし無ガス像のことも） ・鏡面像（ニボー）多数
血液検査	・Ht（ヘマトクリット）上昇	・Ht上昇	・Ht上昇 ・WBC（白血球数）、CRP（C反応性たんぱく）上昇

イレウスの病態

腸管麻痺によって蠕動運動が低下して、内容物が停滞、ガスが充満する。

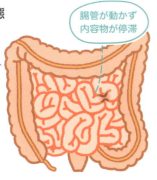

腸管が動かず内容物が停滞

腸閉塞の病態

癒着などの器質的病変によって蠕動運動が低下し、重篤な通過障害を起こす。

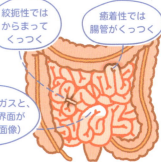

絞扼性ではからまってくっつく

癒着性では腸管がくっつく

X線では、腸管内のガスと、貯留する液体の境界面が円弧状に写る（鏡面像）

なぜ起こる？

◆手術侵襲などの影響で蠕動運動が止まる

自律神経のうち、交感神経は腸の蠕動運動を抑制、副交感神経は促進するように働きます。そのため、**手術侵襲や筋弛緩薬の使用、痛みなどで交感神経が刺激されると、蠕動運動が止まってしまうのです。**高齢や低栄養などといった患者側のリスク因子も、発症に関与します。

開腹手術では、腹膜刺激や、不感蒸泄（→P24）による腸管の乾燥、腸管や腸間膜の牽引刺激などが加わり、蠕動運動がより抑制されます。

必要なケアは？

◆早期離床で腸の動きをよくする

術後イレウスや腸閉塞は、術後経過時間にかかわらず、つねにリスクがあるものと考えてください。継続的な腹部の聴診、問診が大切です。聴診時は、腸蠕動音が聞こえるか、金属音がないかに注意して音を聴きます。問診では、腹部の不快感や痛み、悪心などがないか尋ねます。

予防のためには、まず痛みのコントロールを十分に。そのうえで、早期離床と早期経口摂取を進め、腸の蠕動運動を促します。

ここをチェック！
・術後イレウス／腸閉塞のリスク評価 → P72　・術後イレウス／腸閉塞の予防的ケア → P124

術後合併症のリスク

術後悪心・嘔吐

術後患者の20〜30％に発症。大きな苦痛を与える

周術期における患者満足度に大きく影響するのが、術後悪心・嘔吐（PONV）の有無。早期の経口摂取や離床の妨げにもなるため、術前の評価と対策が何より重要です。

どんな合併症？

◆**患者満足度にも、早期回復にも悪影響**

術後悪心・嘔吐（PONV）は、頻度の高い術後合併症のひとつで、術後患者全体の20〜30％に発症するといわれています。

PONVは患者にとって大きな苦痛となる合併症で、術後の痛みよりも、PONVのほうがつらいという人もいるほど。手術自体が成功に終わったとしても、患者満足度を著しく低下させてしまう症状なのです。

さらに、早期離床や早期の経口摂取を妨げることから、回復遅延や、その他の術後合併症にもつながります。

なぜ起こる？

◆**オピオイドの使用が嘔気をまねく**

嘔気・嘔吐は、脳幹の延髄にある嘔吐中枢（VC）が刺激を受けて生じると考えられています。その伝達経路はいくつかあり、とくに重要なのが「化学受容器引き金帯（CTZ）」。CTZにはさまざまな神経伝達物質の受容体があり、上部消化管で分泌されるセロトニンの刺激を受けます。**オピオイド受容体も存在し、オピオイド投与によってPONVが起きやすくなることもわかっています。**嘔気・嘔吐には恐怖や不安、においなどの情動刺激も関与しており、これらの刺激は大脳皮質を経由してVCを刺激します。

ERASプロトコルを参考に、術前から対策を考える

代表的な術後回復促進プログラム「ERAS（イーラス）」でも、PONV予防に力を入れている。下記リスク因子のうち、2〜3つに該当すれば中リスク群、4つなら高リスク群とし、予防策を講じる。

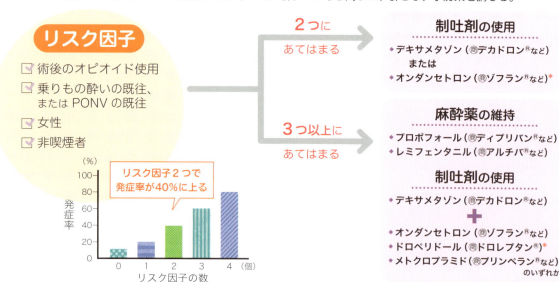

リスク因子
- ☑ 術後のオピオイド使用
- ☑ 乗りもの酔いの既往、またはPONVの既往
- ☑ 女性
- ☑ 非喫煙者

2つにあてはまる → 制吐剤の使用
- デキサメタゾン（商デカドロン®など）
または
- オンダンセトロン（商ゾフラン®など）*

3つ以上にあてはまる → 麻酔薬の維持
- プロポフォール（商ディプリバン®など）
- レミフェンタニル（商アルチバ®など）

制吐剤の使用
- デキサメタゾン（商デカドロン®など）
＋
- オンダンセトロン（商ゾフラン®など）
- ドロペリドール（商ドロレプタン®）*
- メトクロプラミド（商プリンペラン®など）
のいずれか

リスク因子2つで発症率が40％に上る

（「Evidence-based analysis of risk factors for postoperative nausea and vomiting.」Apfel,CC. et al. British Journal of Anaesthesia より作成）

＊日本では、PONV予防での保険適用は認められていない。

麻酔科医、薬剤師との連携で、周術期管理を

術前管理

- 術前外来でカウンセリング。リスク評価を徹底する
- 長期の絶食を避ける
- 必要のない術式の場合には、腸管の前処置、前投薬はしない

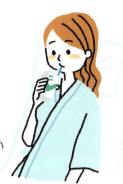

術前にリスク評価をおこない、PONV発症につながる要因を極力減らす。
絶飲食期間の短縮などは、低リスクの患者でも一般的におこなわれるが、中リスク以上の患者では、麻酔薬や術後の痛み止めの種類、量の調整が推奨される。過剰輸液を避けることも、PONV予防に有効。

術中管理

- 可能なら全身麻酔は避けて区域麻酔を選択する
- 全静脈麻酔（TIVA）も検討
- 麻酔の導入・維持にはプロポフォール®を用いる
- 吸入麻酔薬を避ける
- 過剰な輸液を避ける

術後管理

- 予防薬を投与する
- アセトアミノフェン、NSAIDs（エヌセイズ）を中心に複数の痛み止めを使う（オピオイドの多用を避ける）
- 適切な検査と輸液管理で低Na血症、低Cl血症を防ぐ
- 過剰な輸液を避ける
- 飲水、食事の再開を無理に勧めることは避ける

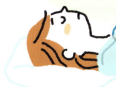

◆若い女性ほど嘔気が生じやすい

PONVはあらゆる手術で起こりえる合併症ですが、胆のう摘出術をはじめとする腹腔鏡下手術などでは、発症率が比較的高いとされます。このほかに、脳外科手術、乳房切除術、斜視の手術などで、発症率が高いという報告もあります。

手術時間も大きく影響します。**手術時間が30分増すと、PONV発症リスクが約60％高まるため、長時間の手術ほど十分な対策が必要です。**

患者側のリスク因子には、「女性」「非喫煙者」「PONVや乗りもの酔いの既往」があります。加齢とともにリスクが低下することからも、若い女性ほど、注意して経過を見たほうがよいといえます。また、過去の手術でPONVを起こしたことがあれば、術前からの対策が必須です。

必要なケアは？
◆麻酔科医、薬剤師との連携がカギ

「女性」「非喫煙者」「PONVなどの既往」「オピオイド使用」の4つのリスク因子のうち、2つ以上あれば、あらかじめ予防策を講じます。

具体的には、術中・術後のオピオイド使用を最小限にとどめることです。区域麻酔の使用やプロポフォールによる導入と維持、亜酸化窒素・揮発性麻酔薬の不使用も有効です。高リスク群には術中に制吐剤を併用することも。**看護師には、PONVのリスク評価をおこない、麻酔科医・薬剤師につなげていくことが求められます。**

> **ここをチェック！**
> ・術後悪心・嘔吐の予防的ケア → P126

術後合併症のリスク

手術部位感染
高血糖、喫煙歴はハイリスク。常在菌が原因になることも

手術部位感染は、術後患者の約5％に起こるという報告もあり、発症率の高い合併症です。手術とケアにかかわるスタッフ全員に、感染予防策の徹底が求められます。

どんな合併症？

◆ 浅部・深部・臓器の感染に分けられる

手術部位感染（SSI）とは、術後、閉鎖した切開部に起こる感染をさし、通常は術後30日以内に起こります。

皮膚や皮下組織に感染する「浅部切開部SSI」では、創部からの浸出液や痛み、熱感、腫脹、発赤などが現れます。しかし、より深部の軟部組織や臓器、体腔に感染した場合は、炎症所見を直接確認できません。**38度以上の熱や創部の痛みがあれば、深部のSSIを疑います。**

なお、術後には、呼吸器感染症や尿路感染症、カテーテル感染症など、切開部以外から起こる感染もあります。これらは、「術野外感染（RI）」とよばれています。

深部の感染ほど発見が遅れやすい

米国疾病予防管理センター（CDC）のガイドラインでは、SSIを3つに分類。深部の感染ほど、気づかないうちに悪化するおそれがある。

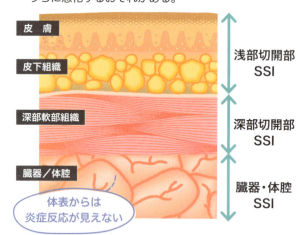

手術部位や操作によって、汚染度合いが変わる

多数の細菌にさらされる危険度によって、手術創が4つに分類されている。これに合わせて、術中からの予防的抗菌薬が選択される。

クラス I 清潔創 clean wound
1 ▶ 炎症のない非汚染手術創
2 ▶ 呼吸器、消化器、生殖器、尿路系に対する手術は含まれない
3 ▶ 1期的縫合創
4 ▶ 閉鎖式ドレーン挿入例
5 ▶ 非穿通性の鈍的外傷

クラス II 準清潔創 clean-contaminated wound
1 ▶ 呼吸器、消化器、生殖器、尿路系に対する手術
2 ▶ 著しい術中汚染を認めない場合が該当
3 ▶ 感染がなく、清潔操作がほぼ守られている胆道系虫垂、膣、口腔・咽頭手術
4 ▶ 開放式ドレーン挿入例
5 ▶ 虫垂炎、胆嚢炎、絞扼性腸閉塞（小範囲）で、周囲組織、臓器を汚染することなく病巣を完全に摘出・切除した症例

クラス III 不潔創 contaminated wound
1 ▶ 早期の穿通性外傷（事故による新鮮な開放創）
2 ▶ 早期の開放骨折
3 ▶ 清潔操作が著しく守られていない場合（開胸心マッサージなど）
4 ▶ 術中に消化器系からの大量のもれが生じた場合
5 ▶ 胃十二指腸穿孔24時間以内
6 ▶ 適切に機械的腸管処置がおこなわれた大腸内視鏡検査での穿孔（12時間以内）
7 ▶ 急性非化膿性炎症をともなう創

クラス IV 汚染・感染創 dirty-infected wound
1 ▶ 壊死組織の残存する外傷
2 ▶ 陳旧性外傷
3 ▶ 臨床的に感染をともなう創
4 ▶ 消化管穿孔例（クラスIIIの5・6以外）

（「術後感染予防抗菌薬適正使用のための実践ガイドライン」日本化学療法学会／日本外科感染症学会 術後感染予防抗菌薬適正使用に関するガイドライン作成委員会編より引用・一部改変）

CDCガイドラインをもとに、術前から感染対策を

術前
禁煙指導、血糖コントロールを確実に

術前から血糖管理・禁煙指導をおこなう。血糖値は180〜200mg/dL未満を目標に。カミソリによる剃毛は感染を助長するため、必要ならクリッパーで除毛する。栄養状態の改善が必要なことも。

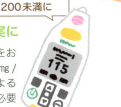
血糖値は180〜200未満に

CDCガイドラインに沿って、術前から予防対策を。管理栄養士を含めた周術期管理チーム全員でかかわることが望ましい。

術中
手洗い・消毒とともに、適切な抗菌薬投与がカギ

手術器具等の滅菌、手袋・マスクなどの着用、手洗いなどのマキシマル・バリアプリコーションを徹底する。低体温は免疫機能を低下させるため、術中の体温は正常体温を維持する。予防的な抗菌薬投与も有効。

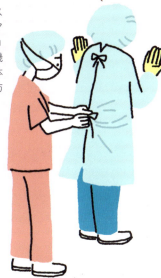
手術室看護師の感染予防策も重要

術後
滅菌ドレッシング材で、治癒を促す

術後48時間まで滅菌ドレッシング材で創を保護し、回復を促す。ドレッシング交換時は手洗い・手袋の着用を徹底する。ドレーンやカテーテル挿入時は、挿入部の汚染やドレーンの閉塞にも要注意。

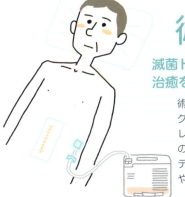

なぜ起こる？
◆**医療従事者を介して感染することも多い**

SSIやRIの感染経路は、大きく分けてふたつあります。**ひとつは、術中に開放された消化管や皮膚の常在菌によって、術野が汚染されて起こるものです。**黄色ブドウ球菌や腸球菌、大腸菌、緑膿菌などが原因となります。

もうひとつは、医療環境や医療従事者が原因となるケース。たとえば、手術室内の落下菌や滅菌操作の不十分な手術器材、不適切なカテーテル操作などのほか、長時間の手術では、手袋のピンホールから感染する危険性もあります。

患者側のリスク要因としては、高齢、喫煙、高血糖、栄養状態などがあげられています。

必要なケアは？
◆**感染予防策の徹底が、最優先**

SSIやRIは創傷治癒を遅延させ、全身状態を悪化させるため、術前からの感染予防が重要です。喫煙者には最低でも30日前からの禁煙を指導し、高血糖の管理も進めていきます。

処置の際は、スタンダード・プリコーションを徹底し、血液や体液、粘膜、損傷した皮膚との接触を避けます。術中の抗菌薬投与も有効です。術野の細菌量を、患者の免疫機能で制御できるレベルまで減らすことが目的で、術野の汚染レベルに合った抗菌薬が選択されます。

SSIを起こした場合は、原因菌や壊死組織を除去し、湿潤環境を整えて治癒を促します。

ここをチェック！
・手術直後の観察＆モニタリング → P104　・手術部位感染の予防的ケア → P128

術後合併症のリスク

縫合不全 　吻合した組織がくっつかず、離開してしまう

吻合部が正常にくっつかない「縫合不全」を起こすと、全身状態が著しく悪化します。
頻度は多くありませんが、致死的な状況にならないよう、早期の発見、対策が求められます。

どんな合併症？

◆**創が治癒せず、発熱などの症状が出る**

手術時に縫合した部位の一部または全部が、何らかの原因で離開した状態を、「縫合不全」といいます。創傷治癒の3段階（→P26）のうち、炎症期から増殖期へと移行しない状態といえます。

縫合不全の問題は、体内で炎症を引き起こし、重篤な病態に陥りかねないこと。**術後5～10日ごろに、発熱、痛み、頻脈などの症状が現れ、検査では白血球の増加、CRP上昇などが認められます。**

とくに消化管の縫合不全では、消化液がもれ出て、消化管以外の部位に炎症を引き起こします。敗血症に至るおそれもあり、早急な対処が必要です。気管支から空気がもれる「気管支瘻（きかんしろう）」も、膿胸（のうきょう）をまねきやすい危険な病態です。

なぜ起こる？

◆**縫合が適切でも、縫合不全は起こりえる**

縫合部が縫合糸で機械的にくっついているあいだに、創傷治癒が進んでしっかり癒合しなければ、縫合不全となります。その原因となるのは、不適切な縫合だけではありません。

創傷の治癒過程では、たんぱく質や酸素が必要ですが、**患者の栄養状態や呼吸機能、循環機能などが低下していると、創傷治癒が進みません。**糖尿病などの基礎疾患も、縫合不全のリスクとなります。放射線治療やステロイドの長期使用で免疫機能が低下している場合や、長時間の手術後にも、同様に注意が必要です。

縫合不全はこのようにさまざまな因子が重なり合って起こるため、リスク評価は「患者因子」「局所因子」「術者因子」の3つに分けて考えていきます。

縫合不全が起きると、入院期間が大幅に長引く！

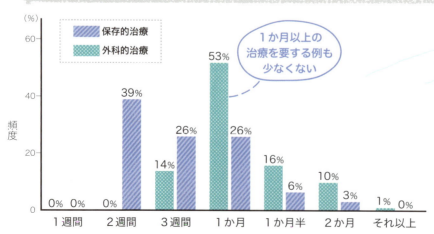

（「本邦における直腸癌術後の縫合不全に関する全国アンケート調査（第35回大腸疾患外科療法研究会アンケート調査結果）」斉田芳久ほか、日本大腸肛門病学会雑誌より作成）

縫合不全の治療が必要となり、術後の回復も遅延するため、入院期間が長引く。患者の身体的・心理的なダメージは非常に大きい。

縫合不全は、3つの要因が重なって起こる

縫合不全は下記の3つの因子が原因で起こる。手術決定後、早い段階からリスク改善にとり組む。

I 患者因子

- 高齢
- 肥満
- 栄養障害
- 慢性疾患の既往
- 放射線治療 など

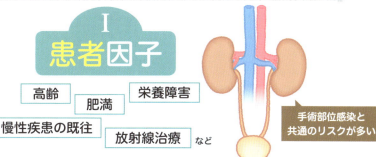

手術部位感染と共通のリスクが多い

創傷治癒過程に必要な酸素(血流)や栄養を阻害する因子が、縫合不全のリスク因子となる。放射線治療やステロイド薬の長期使用による免疫力低下にも注意。

II 局所因子

- 吻合部の血流不足
- 吻合部の浮腫
- 吻合部の感染
- 吻合部の過度の緊張
- 放射線治療後の吻合
- 局所感染

吻合部の血流不足や感染、浮腫などがあると、組織がしっかりと癒着できない。消化管の手術の場合は、腸ガスなどが滞留したりすると、内圧が高まって吻合部の離開をまねく。

III 術者因子

- 長時間の手術
- 不完全な吻合（習熟度不足など）

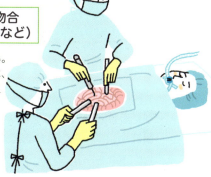

手縫いでも器械吻合でも起こりえる

長時間の手術は侵襲が大きい。消化管の縫合不全に関しては、新規器械使用時の習熟度不足を指摘する報告もある。

必要なケアは？

◆排液が混濁していたら、すぐ医師に報告

縫合不全は手術部位感染と同様、回復遅延や全身状態の悪化につながります。**術前から、血糖値管理や栄養状態改善などの予防対策をおこなうことが重要です。**

術後にドレーンが入っている場合は、適切なドレナージがおこなわれているかをよく観察してください。**排液が濁っているなど、性状の変化が見られたら、ただちに医師に報告します。**

治療法には、保存的治療と外科的治療があります。保存的治療では、ドレナージや抗菌薬投与、栄養療法、絶飲食などが検討されます。保存的治療の効果が見込めない場合や、消化管の縫合不全で、吻合部からの消化液漏出が著しい場合などは、再手術が選択されます。

先輩ナースのアドバイス

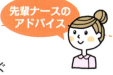

早期発見で、DICなどの重症化を防ぐ

縫合不全や手術部位感染は対処が遅れると、全身に炎症がおよび、全身の血管で血液凝固が起きやすくなる「播種性血管内凝固症候群(DIC)」や、「多臓器障害(MODS)」に進展するおそれがあります。いずれも死亡率が非常に高い重篤な病態。重症化を防ぐには、小さな変化を見逃さないことがいちばん大事です。

ここをチェック！

- 手術直後の観察＆ケア → P104
- 縫合不全の予防的ケア → P130

術後合併症のリスク

術後せん妄

高齢者ほどハイリスク。
危険行動を起こすことも多い

近年は70歳代、80歳代以上で手術を受ける患者も多く、術後せん妄対策が欠かせません。
見落とされがちな「活動低下型」の特徴も理解し、早期発見に努めましょう。

どんな合併症？

◆ 言動の急激な変化に、家族も動揺

「せん妄」とは、注意力や記憶力の低下、見当識障害などといった認知機能障害をともなう一過性の精神状態です。術後に発症するものを「術後せん妄」といい、術後患者の約30〜50％が発症するという報告も。大手術後に多いとされますが、どんな手術でも起こる可能性があります。

術後せん妄は、麻酔覚醒後しばらくは順調に回復していたのに、急激に精神症状が現れてくるのが特徴です。症状変動が激しく、経過の予測も困難なため、家族の動揺も大きくなります。

基本的には一過性のもので、重大な合併症がなければ後遺症も残りません。ただし近年は、**術後せん妄が、のちの認知機能低下や死亡率とも関連する予後不良因子であることがわかってきており、予防対策が重視されています。**

注意や意識の障害に加え、認知障害も認められる

術後せん妄に特化した診断基準はなく、下記のDSM-5や、ICD-10の診断基準などが用いられる。

DSM-5のせん妄の診断基準

A	注意の障害（すなわち、注意の方向づけ、集中、維持、転換する能力の低下）および意識の障害（環境に対する見当識の低下）
B	その障害は短期間のうちに出現し（通常数時間〜数日）、もととなる注意および意識水準からの変化を示し、さらに1日の経過中で重症度が変動する傾向がある
C	さらに認知の障害をともなう（例：記憶欠損、失見当識、言語、視空間認知、知覚）
D	基準AおよびCに示す障害は、他の既存の、確定した、または進行中の神経認知障害ではうまく説明されないし、昏睡のような覚醒水準の著しい低下という状況下で起こるものではない
E	病歴、身体診察、臨床検査所見から、その障害が他の医学的疾患、物質中毒または離脱（すなわち、乱用薬物や医療品によるもの）、または毒物への曝露、または複数の病因による直接的な生理学的結果により引き起こされたという証拠がある

（『DSM-5精神疾患の診断・統計マニュアル』髙橋三郎・大野 裕監訳、医学書院より引用）

症状が表に出にくい"活動低下型"に注意

せん妄は以下の3つに分類される。「せん妄＝興奮」ではないことに注意。

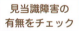
見当識障害の有無をチェック

I 過活動型
興奮して徘徊したり、転倒したりしやすい

幻覚、妄想、興奮、不眠、見当識障害などが現れる。夜間徘徊や転倒が多く、暴力をふるったり、ドレーンを抜いたりすることもある。

II 混合型
日中は傾眠、夜は興奮など、症状が混在している

過活動型と活動低下型が混在するタイプ。昼間はうとうとしているが、夜になると興奮し、幻覚や妄想を訴えたり、危険な行動をとったりする。

III 活動低下型
無気力・無表情がつづき一見うつ病にも見える

症状がわかりにくく、発見が遅れやすいタイプ。視線が合わず、話しかけても反応しない。無表情で無気力。うつ病や不眠症に間違われることも。

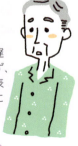

高 ← 活動性 → 低

術後の痛みや不眠などが、せん妄の引き金になる

発生要因を以下の3つに分類して、術後せん妄のリスク評価をおこなう。

準備因子
- 高齢
- 認知症
- 脳血管障害
- 神経変性疾患
- 貧血
- 感染症 など

患者自身がもつリスク因子のこと。とくに、全身の機能が低下する高齢者は注意を要する。脳血管障害をまねく高血圧や糖尿病、喫煙歴もチェックを。

直接因子
- 脳神経疾患
- 代謝性疾患
- 電解質異常
- 低酸素血症
- 鎮静薬、鎮痛薬、向精神薬 など

脳機能を低下させて、直接的にせん妄を引き起こすもの。脳疾患や代謝性疾患、電解質異常、低酸素血症など。薬物が引き金となることもある。

誘発因子
- 睡眠障害
- 精神的ストレス
- 痛み
- 身体拘束 など

患者の不安や恐怖を助長させるような環境的・身体的な変化。上記以外に、ICUへの入室、ドレーン・チューブ類の留置なども誘発因子となる。

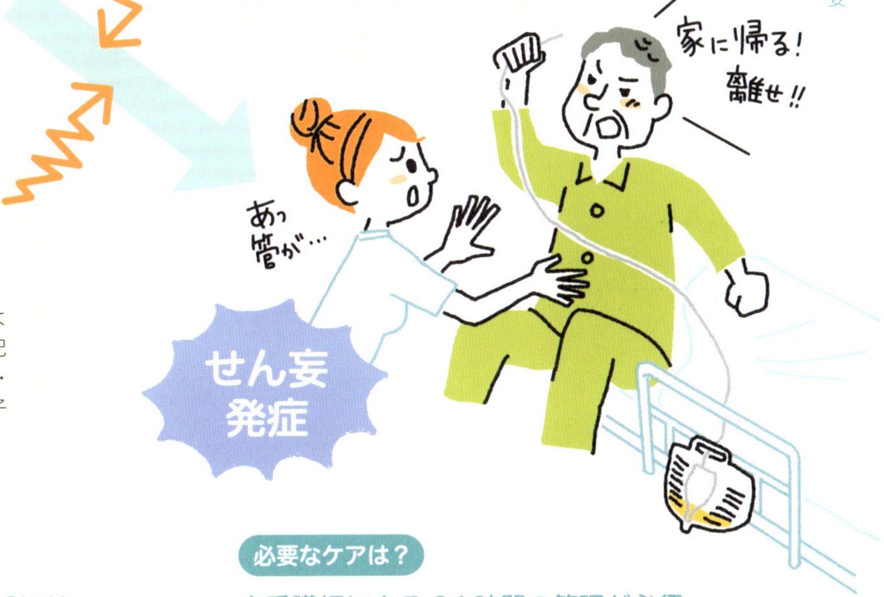

→ **せん妄発症**

なぜ起こる?

◆**最大のリスクファクターは「加齢」**

術後せん妄は、患者のもつ「準備因子」と、「誘発因子」「直接因子」が重なり合って発症すると考えられています(上図参照)。

周術期は手術への不安や恐怖、麻酔の導入から覚醒など、短期間のうちに、さまざまな精神状態を経験します。**精神状態が不安定になりやすいため、誰でも術後せん妄が起こる可能性がありますが、とりわけリスクが高いのが高齢者です。**脳機能をはじめとする全身機能が低下しており、手術侵襲や急激な外的・内的環境の変化に対する適応力が低いためと考えられます。

また、鎮痛薬やベンゾジアゼピン系睡眠薬などが引き金になることもあるため、精神科医や薬剤師との連携も大切です。

必要なケアは?

◆**看護師による24時間の管理が必須**

リスクの高い患者には、術前からの介入が必要です。手術や処置、体の変化などを説明し、外的・内的環境の変化に適応しやすいようにします。術後は昼夜のリズムを崩さず、全身状態を整えることが予防につながります。

発症時は安全確保が第一。転落や転倒、ドレーンやチューブの予定外抜去などの危険性があるため、24時間の看護が必要です。やむを得ず身体拘束が必要なこともありますから、家族の理解と協力を得ることも重要です。

ここをチェック!
- 術後せん妄のリスク評価 → P76
- 手術直後のモニタリング&ケア → P96
- 術後せん妄の予防的ケア → P132

術後合併症のリスク

褥瘡(じょくそう)
手術時の同一体位で血流が不足し、皮膚が傷害される

術後せん妄と同様、高齢者に多く見られる術後合併症です。手術体位、手術時間の長さのほか、患者の栄養状態も大きく関係します。術前のリスク評価と、術後のこまやかな観察が大事です。

どんな合併症？
◆血流不足によって組織が壊死する

皮膚の同一部位に、一定以上の圧が一定時間加わっていると、血流が阻害されて組織の壊死を引き起こします。これが「褥瘡」です。手術中は褥瘡発生条件が重なるため、周術期にはよく見られる合併症です。しかし、**いったん起こると治癒に時間がかかるため、患者にとっては身体的・心理的にも大きな苦痛となります。**

なぜ起こる？
◆長時間の手術ほど、局所の血流が不足

手術中は同一体位を長時間、維持しなければなりません。

加えて、麻酔や出血による循環動態の変動により、局所の虚血が起こりやすくなっています。さらに、出血や浸出液、消毒液などで、皮膚が浸潤状態になることから、皮膚が傷つきやすい状態だといえます。

このように手術中は褥瘡発生条件が重なっており、長時間の手術ほど、そのリスクが高くなると考えられます。患者自身のリスクとしては、高齢、低栄養、るい瘦、皮膚の傷つきやすさなどがあります。

必要なケアは？
◆帰室後の皮膚観察、早期離床が有効

褥瘡が発生しやすい部位は手術体位によって異なります。それを理解したうえで、**低反発マットレスやゲル用品、クッションなどを活用し、手術時の体圧を分散させます。**低体温だと、末梢血流が阻害されやすいため、体温保持にも注意します。**術後は皮膚の状態をよく観察し、発赤などの変化を見逃さないことが大切。**循環・呼吸の状態をチェックしながら、早めの離床を促すようにします。

体位ごとに、褥瘡ができやすい部位を覚えておく

手術体位ごとに褥瘡好発部位が異なる。体位を確認したうえで、術後のケアに努める。

体位	圧迫部位
仰臥位(ぎょうがい)	後頭部、肩甲骨、肘関節、仙骨、踵骨(しょうこつ)
側臥位(そくがい)	頰部、耳介部、肩関節、肋骨、腸骨、大転子、内膝部(ないしつぶ)、外膝部(がいしつぶ)、外顆部
腹臥位(ふくがい)	肋骨、前腸骨稜、膝蓋部 《頭部を下に向ける場合》前額部、頰部、鼻部
砕石位(さいせきい)(切石位)	後頭部、肩甲骨、肘関節、仙骨、膝窩部(しつかぶ)

やせ型の高齢患者ではとくに注意

褥瘡の一般的な好発部位。骨が突出している部位に圧がかかると、褥瘡が発生しやすい。

肩甲骨／仙骨／肘関節／大転子／踵骨

ここをチェック！
・褥瘡のリスク評価 → P58
・手術直後のモニタリング&ケア → P108
・褥瘡の予防的ケア → P134

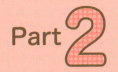

Part 2
リスク評価を万全に！
術前外来での準備とケア

入院日数が短くなった現在、検査や説明はすべて
術前外来でおこなわれます。
主治医、麻酔科医とともにリスク評価をおこない
術後の適切なケアにつなげましょう。
周術期管理チームが一体となってとり組むことが大切です。

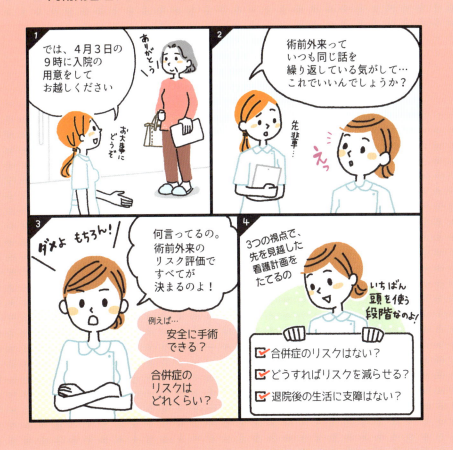

チームでリスクアセスメントを。安心させるかかわりも重要

手術に向けて必要となる説明、検査などは、すべて術前外来でおこなわれます。早期回復に向けて、本人が前向きに治療にとり組めるよう、わかりやすい説明を心がけます。

◆**周術期管理チームで、術前外来を実施**

術前外来でおこなうことは、大きく分けて3つ。病歴などを把握する「問診」、入院後の流れを説明する「オリエンテーション」、手術時・手術後のリスクを評価するための「術前検査」です。

順番に明確な決まりはなく、患者の都合を考えて実施します。**大切なのは、周術期管理チームとして各自の専門性をいかし、問診や検査をおこなうこと。**たとえば、問診ひとつとっても、麻酔科医、主治医、看護師、薬剤師など、数多くのスタッフがおこないます。栄養状態に懸念があれば、管理栄養士の栄養指導も必要。**検査においても、歯科医や歯科衛生士が介入し、すべての患者に口腔内の検査と治療をおこなう病院が増えています。**

◆**問診前には、カルテをよく確認して**

このように多職種でかかわるようになったからこそ、注意しなくてはいけない点もあります。

患者の多くは、痛みなどの症状を抱えて来院しています。何度も同じ質問をされると負担に感じますし、「情報共有がされていないのでは」と懸念を抱くことも。

問診の前にはカルテをよく見て、確認済みの情報を頭に入れておきましょう。

\これからの流れを伝える/
オリエンテーション

十分な情報提供で、患者の不安を軽減させる

入院日時の確認と、入院から退院までのあいだにどのような流れで治療がおこなわれるかを、看護師がくわしく説明する。最近は、術式別のクリニカルパスに沿って治療がおこなわれるので、それを患者用の図にして、説明することも多い。先の見通しがつくと、患者の不安も軽くなる。

→P60～

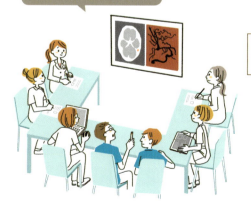

懸念事項があるときはスタッフ間で話し合いを

懸念事項があれば、主治医や麻酔科医に相談、確認するのが基本。大きな手術の前や、リスクが非常に高い手術の前には、チームで集まってミーティングを開くこともある。

パスに沿ってわかりやすい説明を

\\ 基本情報を把握する //
問 診

病歴や手術歴のほか生活関連の情報も役立つ

既往歴や手術歴によって、手術のリスクが変わることも。これまでどんな症状で病院にかかったかを、わかりやすい言葉で尋ねる。いまも治療中の慢性疾患については、内服薬とあわせて確認を。生活状況の問診も大切。たとえば食生活をくわしく聞いておくと、栄養指導、退院指導にいかせる。

→ P54〜

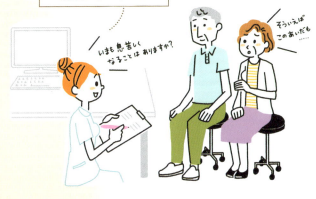

手術に向けた、信頼関係構築にもつながる

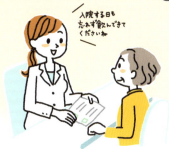

\\ リスク評価をおこなう //
術前検査

基本の血液＆画像検査と、疾患別の評価を実施

血液検査、X線検査、心電図検査などはルーチンで実施。血液検査では、血球数、腎・肝機能、栄養状態、電解質バランスなどを見ておく。
歯科医らによる口腔内チェックも、重要な検査のひとつ。この段階で、検査の結果に応じて、麻酔薬などの薬を調整することも。看護師はリスクから予想される術後合併症などに注意し、ケアにいかす。

→ P66〜

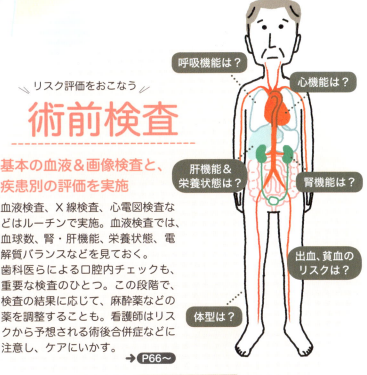

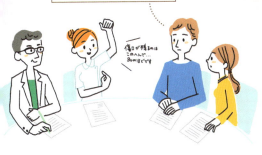

家族や介護者にも同席してもらうと安心

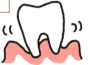

歯科医らによる口腔チェックも欠かせない

手術に向けた準備 ❶

問診
既往歴、手術歴、家族歴などの基本データを収集する

周術期外来では、主治医、麻酔科医とは別に、看護師が問診の時間をつくり、術前評価をおこないます。まずは既往歴、手術歴、家族歴などの基本事項をきちんと確認します。

◆ 看護師だから得られる情報もある

心身ともに安定した状態で手術を受けるため、また、合併症予防・術後回復促進のためには、術前の詳細な情報収集が欠かせません。

看護師はもっとも身近な医療従事者として、身体面だけでなく、生活歴や日常生活、人間関係、心理状態なども把握するように努めます。手術を前にした患者は、さまざまな不安や葛藤が大きいもの。患者が気になっていることを引き出して、その対策を検討します。一方的な聴取ではなく、きちんとコミュニケーションをとることが、信頼関係を築くうえでも大切です。

◆ 既往歴、基礎疾患のある患者が増加

患者の高齢化を背景に、複雑な既往歴や複数の基礎疾患を有する患者が、非常に多くなっています。これらを把握することは、術後合併症のリスク評価や周術期の看護計画において、非常に重要です。手術直前に、手術に影響する基礎疾患や服薬が発覚した場合は、手術延期や手術中止になることも。患者だけでなく家族からも情報を入手し、確実に把握しましょう。

手術で治療する疾患とは別の疾患が見過ごされている可能性もあります。検診や受診歴、生活歴、年齢、検査データなどをよく確認します。

信頼関係を築きながら、ていねいな情報収集を

落ち着いて話せるような場所と時間を設定しておこなう。手術を受ける患者や家族の不安な気持ちに寄り添い、誠意をもって対応することが大切。"何でも話せる"ような雰囲気づくりを。

Point 1 項目の順番にとらわれず相手の話を促す

Point 2 わかりやすい言葉に言い換えて質問

Point 3 アイコンタクトやうなずきで共感を示す。電子カルテを見るのは最小限に！

Point 4 キーパーソンからも情報を得る

いまも息苦しくなることはありますか？

そういえばこのあいだも……

手術に大きく影響する、既往歴や手術歴をつかむ

臓器別の既往歴や手術歴を確認する。検査データや生活歴と照らし合わせて評価する。

とくに注意を要する既往歴をチェック

循環器系
- ☐ 心筋梗塞　☐ 狭心症
- ☐ 不整脈　☐ 大動脈疾患 など

一般に重度の心疾患があれば、その疾患の安定化が優先される。心筋梗塞の既往がある場合は再発に注意。また、内服薬の種類によっては、手術の延期や麻酔法の変更もあるため、よく確認する。高血圧にも注意。

呼吸器系
- ☐ 気管支喘息
- ☐ COPD（慢性閉塞性肺疾患）
- ☐ 肺結核症　☐ 呼吸器感染症 など

既往があれば、痰や咳の有無、性状を確認する。喘息では発作頻度、最終発作、薬とその治療反応性なども評価する。また、1か月以内に風邪をひいていないかも確認を。

代謝・内分泌系
- ☐ 糖尿病　☐ 副腎機能低下症
- ☐ 甲状腺機能亢進症／低下症 など

糖尿病は創傷治癒遅延や易感染性につながるため、術前に血糖コントロールをする。甲状腺疾患や副甲状腺疾患は薬剤で十分に管理し、術後の循環動態にも注意する。

中枢神経系
- ☐ 脳梗塞　☐ 脳出血
- ☐ てんかん　☐ 変性疾患 など

脳血管障害は新たな出血・梗塞のリスク、変性疾患やてんかんでは呼吸器合併症のリスクが高い。認知機能、麻痺、聴覚障害、嚥下障害などの有無や程度を確認する。

腎疾患・肝疾患
- ☐ 腎機能障害、慢性腎臓病（CKD）
- ☐ 肝機能障害、ウイルス性肝炎 など

腎疾患の既往があれば、より慎重な輸液・電解質管理が必要となる。腎機能に影響をおよぼす薬剤投与にも注意。肝疾患では出血傾向、創傷治癒遅延などの危険性がある。

血液・免疫系
- ☐ 貧血　☐ 赤血球増加症
- ☐ 血液凝固異常　☐ 白血病 など

低酸素血症、貧血の増悪、術後出血、易感染性などのおそれがある。術後のバイタルサインの変動、感染徴候、創からの出血などに注意して観察を。

手術歴からリスクを想定

「病気してない」の言葉をうのみにしないで！

術式・麻酔方法
よりよい術式、麻酔の選択のために

いつ、どのような手術を受けたのか、麻酔はどういう方法だったのか。麻酔をしたときに、アレルギーや術中覚醒など、何か変わったことはなかったかも確認する。

術後合併症の既往
家族の手術エピソードも確認

呼吸器・循環器合併症やPONV（術後悪心・嘔吐）、術後せん妄、覚醒遅延、悪性高熱症がなかったかどうかを聞く。家族が手術を受けた際のエピソードもあわせて確認を。

手術に向けた準備 ①

問診
アレルギーの有無とともに薬、サプリメントをチェック

術前外来の問診で、忘れてはならないのが、アレルギーの有無や服薬状況の確認。
手術との関係がわからず、自分から申告しない患者も多いので、こちらから確認していきます。

◆**アレルギーの有無で、手術の準備が変わる**

重篤なアレルギー反応（アナフィラキシー）は、命にかかわることがあります。そのリスク評価はたいへん重要です。

これまでに、消毒薬や医療用テープ、食品、局所麻酔薬などで、アレルギーが起こったことはないかを確認し、その物質の曝露を避けます。ラテックス・アレルギーならば、手袋や麻酔回路、器材、輸液セット、尿道カテーテルなどはすべて、非ラテックス製品を準備します。

◆**正しく理解されていないアレルギーもある**

アレルギーに関して、本人がすべて正確に把握しているとはかぎりません。「歯科治療などの局所麻酔薬で気持ち悪くなったり、ドキドキしたことはないか」「かゆみやかぶれを起こしたことはないか」「接触する機会の多い食品や製品はないか」など、具体的に尋ねてみてください。

また、食物アレルギーの多い人は気管支喘息を合併していることが多いため、喘息の既往がなくても、喘息リスク患者と考えて対処します。

生活歴から、アレルギーの原因物質を探る

下記の物質のアレルギー経験やその程度を把握する。抗菌薬や局所麻酔薬についても確認を。

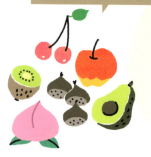

ラテックスアレルギーのリスク食材も確認

ラテックス
ゴム手袋への反応をまず聞く

ゴム手袋などのほか、キウイ、桃、さくらんぼ、りんご、アボカド、栗などの食材にアレルギーがあれば、ラテックス・アレルギーの可能性がある。

金属
人工関節の素材にも影響

アクセサリーや時計でかぶれたことはないかを尋ねる。人工関節置換術などで用いる金属は、アレルギー反応の出ない材質を選ぶ。

術後の食事にも影響！

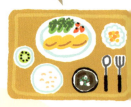

消毒薬
薬の変更を検討する

ガイドラインではアルコール系消毒薬やヨウ素系消毒薬が推奨されているが、アレルギーがあれば、クロルヘキシジン（ヒビテン）などの使用を検討。

医療用テープ
かぶれにくいテープを使う

医療用テープのアクリル系粘着剤などでアレルギーを起こすこともある。術後のケアでは、貼りかた、はがしかたによる皮膚トラブルにも留意する。

食品
呼吸器合併症のリスクがある

大豆や卵、果物など、食品アレルギーが多い人は、気管支喘息やアトピー性皮膚炎の合併が多く、術後の呼吸器合併症のリスクにつながる。

◆**手術に影響する薬の有無を確かめる**

　薬のなかには、手術や麻酔に影響するため、休止しなければならないものもあります。そこで、術前に薬剤師が患者と面談し、薬の確認・服薬指導をおこないます。

　注意が必要な薬としては、アスピリンなどの**抗血栓薬が代表的**。術中の出血が止まりにくくなるおそれがあるため、通常は手術前7〜10日間をめやすに休止。一方、**できるだけ継続服用が望ましいのが、降圧薬や抗精神病薬、抗うつ薬**などです。薬ごとの判断は医師、薬剤師がおこないますが、看護師も休止・再開時のトラブルを防ぐために働きかけていくことが大切です。

◆**サプリが原因で出血しやすくなることも**

　ステロイド剤を長期使用している患者では、ステロイド剤の副作用にも注意してください。骨粗鬆症や耐糖能低下、易感染性、高血圧増悪、体内の水分貯留、不眠などがあり、創傷治癒や術後の回復に影響する可能性があります。

　薬以外に、市販のサプリメントにも要注意。麻酔効果を増減したり、出血しやすくするものがあるからです。手術に影響する可能性のあるサプリメントには、コエンザイムQ10、ウコン、イチョウ葉エキス、朝鮮人参、アロエ、ニンニクなどがあります。常用しているものがないかを確認し、薬剤師の指導につなげてください。

手術に影響しやすい薬を覚えておく

手術に影響しやすい薬には以下のものがある。もれなく確認をおこなう。

循環器系薬
ARB、ACE 阻害薬は当日朝に中止

ARB や ACE 阻害薬は、周術期の血圧や腎機能に影響をおよぼす可能性がある。手術当日の朝に中止するのが望ましい。

ARB
・テルミサルタン
・イルベサルタン　など

ACE 阻害薬
・カプトプリル
・エナラプリルマレイン酸塩　など

抗血栓薬
薬を変えて血栓症を予防する

出血のリスクが高い手術では抗血小板薬・抗凝固薬は中止。中止時期は薬により異なる。ヘパリンで代替することも。

7〜10日前には中止!
・アスピリン
・チクロピジン
・クロピドグレル
・イコサペント

糖尿病薬
術中・術直後はインスリン製剤で管理

一般に、術中と術後、経口摂取可能まではインスリンで管理。手術当日は、低血糖予防のため、経口糖尿病薬やインスリン使用は控える。

180mg/dL 以上でインスリン開始

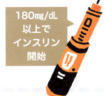

中枢神経系用薬
精神科医の指示、確認も必要

急激な中止は副作用の危険性があるため、術前日まで服用、術後は早期再開が一般的。精神科医による用量調整が必要。

急にやめるのは危険!
・抗精神病薬　・抗うつ薬

麻酔薬に影響
・抗てんかん薬

内分泌系薬
ステロイドや骨粗鬆症の薬に注意

吸入だけでなく局所の薬も影響

ステロイド常用患者は副腎不全の可能性があるため、補充投与を検討。低用量ピルや骨粗鬆症の治療薬は血栓症をまねくことも。

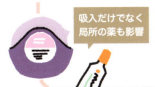

オピオイド
がん治療などで使っていることがある

ケースとしては少ないが、内服投与患者では、退薬症状を防ぐために、静注薬や貼付剤への切り替えを検討することも。

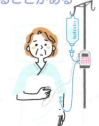

手術に向けた準備 ❶

問診 喫煙・飲酒歴を確認し、日ごろの食生活も把握しておく

喫煙歴、飲酒歴が術後の経過に影響することは、一般にはあまり知られていません。問診ではそのことをよく理解してもらい、術前1か月間は禁煙するなどの対策を講じます。

◆患者自身に禁煙の必要性を理解してもらう

喫煙は、呼吸器合併症や創傷治癒遅延の重大なリスク因子です。喫煙歴、1日の喫煙箱数、咳や痰の有無などを確認します。

喫煙中の患者には禁煙指導が必須。術後合併症リスクの軽減や早期回復のために禁煙が欠かせないことを説明し、禁煙外来などにつなげていきます。日本麻酔科学会の「周術期禁煙ガイドライン」では、術前の禁煙期間は4週間以上が推奨されています。

なお、一般に周術期の患者は禁煙に対する関心が高く、生涯禁煙のよいチャンスだともいえます。術後も、禁煙を維持できるような働きかけをおこなっていきましょう。

◆多量飲酒はせん妄のリスクを高める

飲酒の習慣の有無や1週間の飲酒回数、1日の摂取量も確認します。多量飲酒者では、周術期の合併症が2〜3倍増えるといわれており、とくに出血量の増加、創傷治癒遅延、循環器合併症の増加などが報告されています。また、習慣的な多量飲酒によって解毒処理能力が亢進し、麻酔が効きにくくなることもあります。

さらに、多量飲酒は、術後せん妄のリスクのひとつでもあります。術後せん妄は転倒や転落から大事故につながるおそれがあるうえ、予後不良因子と考えられています。これらの術後合併症リスクを少しでも軽減するため、手術前1か月間の禁酒を指導していきます。

術前の喫煙で、術後合併症のリスクが増加！

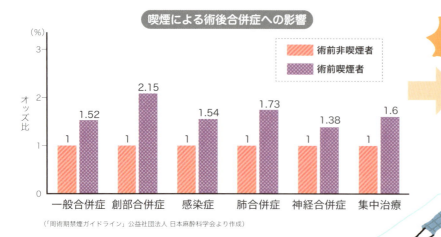

喫煙による術後合併症への影響

	一般合併症	創部合併症	感染症	肺合併症	神経合併症	集中治療
術前非喫煙者	1	1	1	1	1	1
術前喫煙者	1.52	2.15	1.54	1.73	1.38	1.6

(「周術期禁煙ガイドライン」公益社団法人 日本麻酔科学会より作成)

→ 入院期間の延長 / 治療にともなう苦痛の増大

喫煙者はどの合併症もリスクが高く、術後に集中治療を要するケースも多い。合併症治療にともなう苦痛や入院期間の延長、経済的負担の増大など、患者の不利益につながる。

肥満も低栄養も、術後合併症をまねく

必要に応じて、術前から管理栄養士やNST（栄養サポートチーム）が介入し、栄養状態の改善を図る。

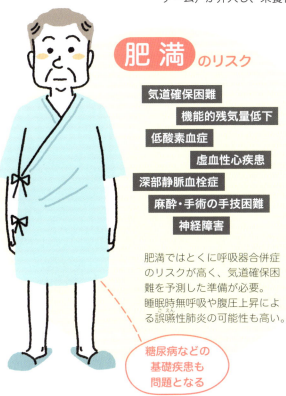

肥満のリスク
- 気道確保困難
- 機能的残気量低下
- 低酸素血症
- 虚血性心疾患
- 深部静脈血栓症
- 麻酔・手術の手技困難
- 神経障害

糖尿病などの基礎疾患も問題となる

肥満ではとくに呼吸器合併症のリスクが高く、気道確保困難を予測した準備が必要。睡眠時無呼吸や腹圧上昇による誤嚥性肺炎の可能性も高い。

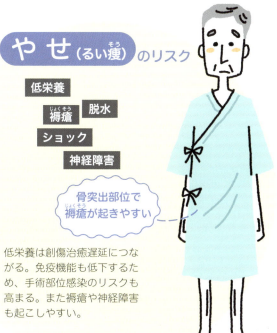

やせ（るい痩）のリスク
- 低栄養
- 褥瘡
- 脱水
- ショック
- 神経障害

骨突出部位で褥瘡が起きやすい

低栄養は創傷治癒遅延につながる。免疫機能も低下するため、手術部位感染のリスクも高まる。また褥瘡や神経障害も起こしやすい。

◆肥満や低栄養の背景を理解する

　低栄養も、術後合併症のリスク。やせだけでなく肥満でも、低栄養の患者が多く見られます。その背景を問診で探っておくことが大切です。

　やせの原因としては、がんなどの疾患が影響していることもあれば、告知や手術のストレスで食欲が低下していることもあります。また、自己流の食事制限をおこなっていることも。

　食事の摂取状況や体重の変化、消化器症状の有無、日常生活活動強度などを尋ねて、その背景を把握します。これらの情報は、血液検査などとともに、術前の減量指導や栄養指導、経口栄養剤摂取などの介入が必要かどうかの判断に役立ちます。退院時の食生活指導にも、つなげていくようにします。

先輩ナースのアドバイス

問診のなかでコミュニケーション能力もチェックして

　術後せん妄の発症には、認知機能の低下も関与しているといわれます。問診のなかで、コミュニケーションはうまくとれるか、記憶力はどうかも観察しましょう。聴力や視力の障害もリスク要因とされるため、あわせてチェックを。

認知症の中核症状
- 記憶障害
- 見当識障害
- 失認・失行・失語
- 実行機能障害
- 判断力障害
- 性格の変化

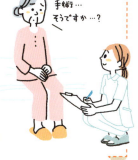

ここをチェック！
- 栄養・代謝機能とリスクの評価 → P72

手術に向けた準備 ❷

オリエンテーション

手術や麻酔について理解を深めてもらう

「手術のことは先生におまかせ」という時代では、もうありません。患者自身が手術内容と術後のリスクなどをよく理解し、早期回復に努められるよう、ていねいに説明します。

表情を見ながら、わかりやすい言葉で伝える

看護師は、患者や家族の理解度を把握して、わかりやすい言葉に言い換えたり、質問を促したりする。正しく理解できているか、入院時などにあらためて確認することも大事。

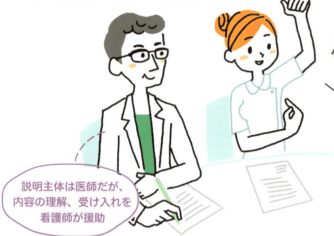

家族の表情にも注意を払い、気になる点を随時確認

説明主体は医師だが、内容の理解、受け入れを看護師が援助

◆わかりやすい言葉でICをサポート

　手術は苦痛や危険をともなうため、原則的に、患者の同意なしにはできません。また、**人生の一大事である手術を乗り越えて、新たな生活を構築していくためにも、患者の主体的な意思が重要です。**そのためにおこなわれるのが、インフォームド・コンセント（IC）です。

　ICは一般に、主治医、麻酔科医がおこないます。看護師はどちらかのICに同席するか、可能なら両方とも立ち会います。このとき心がけたいのが、患者や家族の理解を助けること。術式や麻酔に関する専門用語がわからず、患者や家族の理解が追いつかないことがあるためです。**表情から理解度を確認し、言葉をわかりやすく言い換えるなどしてサポートします。**

◆術後の痛みのケアも、この段階で説明

　患者の不安でとくに大きいのが、術後の痛みです。手術部位や手術侵襲の大きさなどによって痛みの強さは異なりますが、硬膜外麻酔やPCA（自己調節鎮痛法）などで対処できることを説明します。**痛みは術後合併症や回復遅延につながるため、積極的なケアの必要性を理解してもらい、不安を軽減できるよう努めます。**

　なお、侵襲が大きい手術などで術後の経過がよくないときは、侵襲的な処置がおこなわれる可能性があります。高齢者の場合は、術後せん妄の発症時に、身体的拘束を余儀なくされることも。これらに関するICは個別に得るのがむずかしく、事後承諾になることもありますが、できるだけ事前に説明しておくのが理想です。

病院ごとの書式を使い、インフォームド・コンセントを進める

病院ごとにフォーマットは異なる。ここでは厚生労働省作成のフォーマットを紹介。

Part 2 手術外来での準備とケア●オリエンテーション

麻酔に関する問診票

最近では外国人患者向けのものも用意されている

◀ 麻酔に関する質問に対して、「はい」「いいえ」で答える形式。

麻酔に関する説明書

その患者が受ける麻酔方法とリスクを、くわしく説明

▶ 説明を文書で渡しておけば、齟齬がなく、いつでも確認することができる。

麻酔に関する同意書

説明した医師も、説明された患者も署名をする

◀ 家族や患者など説明を受けた人と、説明をした医師が署名する。

▶ 麻酔の同意書と同様、いったん同意しても、撤回できることを明記している。

手術に関する同意書

手術に向けた準備 ❷

オリエンテーション
意思決定を支援し、患者の不安を軽くする

どれほど簡単な手術でも、多くの患者にとってははじめてのできごと。不安をよく理解し、患者自身が納得して治療を受けられるよう、手術にまつわる意思決定をサポートします。

◆不安やストレスは、侵襲度に比例しない

手術による身体的反応の程度は、手術侵襲の大きさに左右されますが、心理的反応はそうとはかぎりません。不安やストレスの感じかたは、人によって異なるからです。

心理学者のラザルスによると、ある環境が、その人の資源(対処能力)を超えたと評価された状況がストレス状態であり、ストレス状態は「脅威」「喪失」「挑戦」の3つに分類されます。同じ環境でも、どのように評価するかは、個人の関心や信念などで異なります。たとえ低侵襲の手術でも、体力に自信がなく、術後の生活に強い不安をもつ患者にとっては脅威となるのです。

◆心の揺れに寄り添い、支える

ストレスへの対処(コーピング)には、問題を解決しようと行動する「問題焦点型コーピング」と、問題に対する情緒的な苦痛を減らす「情動焦点型コーピング」があります。周術期のコーピングとしては、「問題状況の再認知」「回避」「情報の探求」「医師におまかせ」「感情の表出」「問題にとり組む」などが報告されています。

状況に対する患者の評価は刻々と変化し、それにともなってコーピング様式も変わります。看護師は患者が状況をどのように評価しているか、どのようなコーピングをしているかを理解したうえで、適切な支援をすることが重要です。

意思決定には、不安やストレスがつきまとう

手術に関する意思決定までの過程にはさまざまな不安やストレスがあり、以下の3つに分けられる。

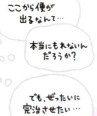

ボディイメージの変化も、不安材料のひとつ

ここから便が出るなんて…
本当にもれないんだろうか?
でも、ぜったいに完治させたい…

手術や麻酔への不安&ストレス
手術が失敗するかもしれない、術後の痛みに耐えられないかもしれない、普通の生活ができなくなるかもしれない、など。

喪失にまつわる不安&ストレス
自分が自分でなくなってしまう、職業やライフスタイルを変えなくてはいけない、女性(人間)としての価値が低くなる、など。

社会的変化への不安&ストレス
仕事ができなくなる、家族に迷惑をかけてしまう、家族に何もしてやれなくなってしまう、貯金がなくなり生活に困る、など。

手術を前にして、心はいつも揺れ動いている

ラザルスのストレス理論によれば、患者が、手術を自分の資源（対処能力）を超えていると評価した場合に「脅威」となる。評価にともない、コーピング様式は変化していく。

個人的要因
- コミットメント（本人にとっての重要度・意味づけ）
- 信念

↓

認知的評価
- 一次評価「うまく対処できそう？」
- 二次評価「どうすれば乗り越えられる？」
- 再評価 現実的に状況を捉え直す

　危機　→

コーピング資源
- 心身の健康・エネルギー
- 前向きな考えかた
- 問題解決力
- ソーシャルスキル（社会的な適応力）
- ソーシャルサポート（周囲や社会の支え）
- 物的資源

↓

コーピング（対処機制）
- 情動焦点型コーピング
- 問題焦点型コーピング

→ **結果**

専門職の援助も、ソーシャルサポートの一種

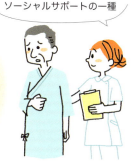

◆後悔しないよう、可能なかぎりの情報提供を

手術の選択は、その後の患者の人生に大きな影響をおよぼすもの。たとえば、がんの手術では、どの術式を選ぶかによって、予後が異なります。また、**乳房切除術や喉頭全摘術、ストーマ造設など身体の一部や機能の喪失が大きい術式では、新たな生活スタイルの構築を余儀なくされますし、心理的な葛藤も大きくなります。**

看護師は、「気になることは何でも話してくださいね」などと意思決定をサポートすることを明確に伝え、過程に寄り添うことが大切です。

まずは患者の葛藤や不安を傾聴すること。 患者はインターネットなどから得た情報で、混乱していることも少なくありません。ようすを見ながら、適切な情報の提供や情報の整理をおこないます。希望があれば、医師との再面談やセカンドオピニオンにも支持的に対応します。なお、患者の精神的安定には家族の支えも大きいもの。**家族の心理的ケアにも気を配りましょう。**

パンフレットも活用して術後のイメージを共有

口頭説明だけで、すべてを理解してもらうのは困難。術式ごとの特徴などをまとめたパンフレットがあれば、患者がゆっくり比較検討でき、同席していない家族との情報共有にも役立つ。

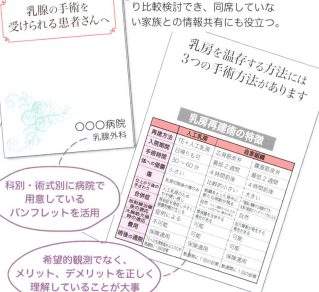

科別・術式別に病院で用意しているパンフレットを活用

希望的観測でなく、メリット、デメリットを正しく理解していることが大事

手術に向けた準備 ❷

オリエンテーション

クリニカルパスで流れを伝える。必要なら術前リハも実施

術後の流れを理解できている人と、そうでない人とでは、回復のためのとり組みに大きな差がつきます。食事再開のめどなども含め、術後の流れをこまかく説明しておきます。

明確なパスがあれば、周術期のイメージを共有できる

〈乳腺全切除の例〉　クリニカルパスに沿ってつくられた、患者説明用の表の例（午前中の手術の場合）。入院から退院まで"いつ何があるのか"というイメージを共有してもらう。

乳腺全切除術を受けられる方へ

	外来 （3/18）	入院日 （4/2）	手術当日（4/3） 〈手術前〉	手術当日（4/3） 〈手術後〉	術後1日目 （4/4）
治療・薬		服用している内服薬がある方は、〔略〕	持参薬がある方は医師・薬剤師の指示に従って内服します	痛み止めの薬を使います。抗生物質を点滴します	痛み止めの薬を使います。抗生物質を点滴します
処置		〔手術する〕側の乳房に印をつけます	術着に着替え、血栓予防のストッキングをはきます。点滴後、手術室へ移動します	酸素マスクをつけて、点滴で水分を補います。手術内容によっては、創部にドレーン（管）が入ります	創部にドレーン（管）が入っている場合は、排液量を測定します（退院前まで継続）
検査	・血液・尿検査 ・胸部レントゲン ・マンモグラフィー ・心電図・肺機能検査 ・超音波検査　など			・心電図をつけた状態で帰室	・血液検査
安静度		制限はありません	制限はありません ※部屋を離れる際には看護師にひと声かけてください	ベッドで安静に過ごします。体位はときどき変え、夕方以降は座ったり立ったりします	看護師のつき添いのもとで歩き始めます
食事		夕食の後は食事はできません。経口補水液を飲むことはできます。うがいも可能です	手術の2時間前まで経口補水液を飲むことができます	夕食から食事をとります ※術後6時間後から飲水できます	制限はありません
排泄		排泄の回数を記録してください	排泄の回数を記録してください	膀胱留置カテーテルで排泄します。経過に問題がなければ翌朝まではずします	膀胱留置カテーテルをはずします。歩いてトイレに行き、排泄します。排泄回数を記録してください
清潔		シャワー、洗髪をすませてください	歯磨き、洗面をすませてください ※マニキュアやアクセサリー類、コンタクトレンズははずしておきます	術着で過ごします。看護師が洗面のお手伝いをします	看護師が清拭をします
リハビリ		看護師または理学療法士より、術後のリハビリについて説明があります		ベッドに腰かけたり、立ったりします（深部静脈血栓症予防のため）	手の指を動かしたり、ひじを曲げたり伸ばしたりします。1日2回は院内を歩くようにします
説明	看護師より、入院日の流れ、持参物品等の説明と確認があります	手術室看護師が手術の説明、確認のために訪問します	看護師が準備のために訪問し、流れを確認します	手術終了後、ご家族またはつき添いの方に、主治医が手術内容を説明します	

> **Point**
> 現在は前日入院ですむ手術が多く、侵襲の小さい手術では当日入院のことも

◆流れがわかると、回復への意欲が高まる

現在では、ほとんどの病院で、術式別のクリニカルパスが作成されています。術後合併症などの問題が起きなければ、術前外来から退院まで、パスに沿って治療をおこないます。

入院前に看護師がおこなうオリエンテーションも、パスに沿って実施。術後の離床や食事再開のタイミング、退院のめやすなどを伝えます。患者の不安を軽減でき、手術を乗りきる心がまえにもつながります。

◆手術当日に向けたリハビリを勧める

手術にともなって必要となる物品についても、パンフレットなどで説明します。手術や麻酔に関する同意書が揃っているかどうかも、いま一度確認しておきましょう。

術後合併症の予防と回復促進のためのリハビリ指導も重要です。深呼吸法や痰の排出法、体位変換のしかたなどを、DVDやパンフレットを用いて指導し、きちんとできているかを随時確認します。喫煙者には、禁煙指導が必須です。

主治医（　　　　）　受け持ち看護師（　　　　　　）

術後2日目(4/5)	術後3日目(4/6)	術後4日目〜(4/7)	退院日めやす(4/8)	外来(4/22)
痛み止めの薬を使います	痛み止めの薬を使います	痛み止めの薬を使います		
手術から48時間以上たち、創部に異常がなければ、創部に貼ったフィルムをはがします				・血液検査
制限はありません	制限はありません	制限はありません	制限はありません	
制限はありません	制限はありません	制限はありません	制限はありません	
歩いてトイレに行き、排泄します。排泄回数を記録してください	歩いてトイレに行き、排泄します。排泄回数を記録してください	歩いてトイレに行き、排泄します。排泄回数を記録してください	歩いてトイレに行き、排泄します。排泄回数を記録してください	
創部のフィルムをはがした後は、看護師のつき添いのもと、シャワー浴ができます（※創部にドレーンが入っている場合は、下半身のみ）	シャワー浴できます（※創部にドレーンが入っている場合は、下半身のみ）	シャワー浴できます（※創部にドレーンが入っている場合は、下半身のみ）		
手の指を動かしたり、ひじを曲げたり伸ばしたりします。1日2回は院内を歩くようにします	腕を上げる練習として、前方90度にひじを伸ばします。1日2回は院内を歩くようにします	腕を上げる練習として、前方90度にひじを伸ばします。1日2回は院内を歩くようにします	肩を少しずつ動かし、挙上角度を測ります。退院後のリハビリ方法についても確認します	
	退院後の生活上の注意点などを、看護師が説明します。退院後のことで不安があれば、いつでも相談してください		退院後の服薬などについて医師、看護師が説明します	病理検査の結果を説明し、今後の治療や検査について話し合います

Point 「安静にせず、歩くことがリハビリになる」ことをよく理解してもらう

Point 痛みがあるかぎり、痛み止めを使うよう促す

Point 職場復帰などを心配している患者も多い。タイミングと注意点をよく話し合っておく

手術に向けた準備 ❸

心機能検査

心疾患の既往をまず確認。血圧コントロールも大事

手術を受けると、多かれ少なかれ、循環機能が変動します。とくに虚血性心疾患や心不全の既往がある患者、高血圧、糖尿病の患者では、事前のアセスメントが重要です。

❶ データの読みかた

◆バイタルサインの確認がいちばん大事

手術侵襲や麻酔による心機能の低下は、生命の危機に直結します。**手術死亡原因の3〜6割が心合併症との報告もあり、その評価は慎重におこなうべきです。** とはいえ、むやみに侵襲的検査を実施するのではなく、まずは問診で既往歴や症状を把握します。そのうえで、**基本のバイタルサインの確認や聴診、X線検査、心エコー検査などをおこない、予定している手術侵襲に耐えられるかどうかを総合的に判断します。**

もうひとつポイントとなるのは、「運動耐容能」です。4METs以上の活動を日常的におこなっていて無症状であれば、非心臓手術におけるリスクは少ないと考えられます。

既往歴や胸痛の有無を、まず聞く

ブルガダ症候群など遺伝的な心疾患もある。家族の既往歴や突然死も必ず確認を。

- **狭心症・心筋梗塞の既往：**
  とくに最近6か月以内の心筋梗塞
- **息切れ、胸痛、動悸などの症状の有無**
- **日常生活の活動度：**
  日常の活動をどの程度おこなえるかという評価はきわめて重要である。無症状で4METs (metabolic equivalents)以上の運動をおこなっている場合には、それ以上の検査をおこなうことは無意味なことが多い。
  4METsの運動とは、1階から3階まで歩いて上がる、床の拭き掃除をする、カートを使用しないゴルフ、ダブルスのテニス、毎日のランニングなどである
- **リスク因子の有無：**
  喫煙、アルコール、肥満、高血圧、糖尿病の有無、閉塞性・拘束性呼吸器疾患の有無

(「非心臓手術における合併心疾患の評価と管理に関するガイドライン(2014年改訂版)」許 俊鋭ほか、日本循環器学会より引用)

脳血管障害の既往や腎機能障害も、大きなリスク

リスク因子の数と非心臓手術における心血管イベントの発症率と死亡率。リスク因子が多いほど、発症率・死亡率ともに高い。

RCRI (Revised Cardiac Risk Index)

虚血性心疾患	急性心筋梗塞の既往、運動負荷試験で陽性、虚血によると考えられる胸痛の存在、亜硝酸薬の使用、異常Q波
心不全の既往	
脳血管障害(一過性脳虚血、脳梗塞)の既往	
インスリンが必要な糖尿病	
腎機能障害(クレアチニン > 2.0mg/dL以上)	
高リスク手術(大血管手術)	

リスク数が多いほど心血管イベントが起きやすい

	【心血管合併症】	【心血管死】
リスク0個	0.5%	0.3%
リスク1個	1.3%	0.7%
リスク2個	3.6%	1.7%
リスク3個	9.1%	3.6%

(「Derivation and prospective validation of a simple index for prediction of cardiac risk of major noncardiac surgery.」Lee TH, et al. Circulationより作成)

胸部X線検査や心電図は、術前必須の検査項目

心疾患の既往があれば、以前の所見と比べて評価する。胸部X線検査では、心胸郭比（50％以上なら心拡大）や胸水の有無もチェックする。

フィジカルイグザミネーション

バイタルサイン
- 血圧：SBP＜140、DBP＜90mmHg なら正常
- 脈拍：60〜90回なら正常
- SpO_2（酸素飽和度）：95％以上なら正常

聴診
- 心音：心雑音や過剰心音（Ⅲ音、Ⅳ音）はない？
- 呼吸音：副雑音や音の減弱はない？

その他
- 尿量減少、浮腫、末梢冷感などの心不全徴候はない？

→ バイタルサイン、心音、尿量などが変化していないかチェック

生理機能＆画像検査

心電図
- ST低下、大きな陰性T波はない？
  （虚血や左室肥大、心筋症などに認められる）
- リズムの異常はない？

胸部X線検査
- 心胸郭比が50％未満なら正常

心エコー
- 左室の拡張不全、収縮不全など、心不全の徴候はない？
- 弁膜疾患、心筋疾患などの構造的異常はない？

$$心胸郭比 = \frac{a + b（心臓の最大横径）}{c（胸郭最大横径）}$$

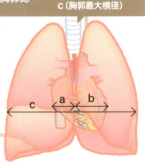

→ 不整脈や心不全、構造的異常があれば術後のモニタリングを念入りに！

② 観察項目

◆血圧、脈拍、心音の確認を怠らない

　術前外来でとくに注意して見ておきたいのが、血圧コントロールが十分かどうか。もともと血圧の高い患者では、術後に血圧が上昇し、過剰な心負荷がかかることもあります。脈拍と心電図もあわせて確認し、不整脈の有無を調べます。

　心音の確認も重要です。Ⅲ音、Ⅳ音が聴取されたときは、僧帽弁閉鎖不全症などの弁膜疾患、心肥大や心拡大といった心筋疾患、心不全などが疑われます。自覚症状がないこともあり、心エコー検査などの結果とあわせて確認します。

　心機能に異常が認められる場合は、術直後からの心電図、血圧のモニタリングや、水分・電解質バランスの確認が欠かせません。尿量が十分に得られていなければ、心負荷が増大し、肺水腫などを引き起こすリスクもあります。

③ ハイリスク例での注意

◆術後に起こりえる問題をイメージしておく

　一般に、心疾患の既往がある場合は、コントロールしたうえで手術に臨みます。しかし、心代償機能の低下から、合併症を引き起こすリスクは高いと考えておいてください。高血圧や肥満のある患者、高齢者も同様に注意が必要です。

　たとえば、虚血性心疾患の既往がある場合。出血などで循環血液量が減少すると、循環血液量減少性ショックをまねくおそれがあります。心不全患者では、過剰輸液で容易に「肺うっ血」を生じます。高血圧患者では、術中の血圧変動の幅が大きく、心筋虚血や脳出血などの危険性があります。

　これらをイメージしたうえで、水分・電解質バランス、尿量、血圧、心電図をこまめにチェックし、異常を見逃さないようにしてください。

手術に向けた準備 ③

呼吸機能検査

「高齢」「肥満」「喫煙」が呼吸器合併症の3大リスク

呼吸器合併症は誰にでも起こりえますが、とくにハイリスクなのが高齢者、肥満患者、喫煙歴の長い人。COPD（慢性閉塞性肺疾患）などの基礎疾患がある患者も要注意です。

❶ データの読みかた

◆閉塞性障害、拘束性障害のリスクに気づく

もともと換気障害があると、術後の低換気が助長され、呼吸器合併症のリスクが高まります。術前には必ず換気機能検査をおこなって、換気障害の有無や程度をチェックします。

換気障害には、肺が広がらず容量が少なくなる「拘束性障害」と、気道が閉塞して息を吐きにくくなる「閉塞性障害」、両者が合併した「混合性障害」があります。「％肺活量（％VC）」や「1秒率（FEV1.0％）」の数値から判断します。

さらに、動脈血ガス分析によるガス交換機能の評価や、X線検査で異常陰影の有無なども確認します。なお、動脈血酸素分圧（PaO_2）は加齢の影響を受けるため、予測式＊から年齢に応じた標準値を計算して評価します。

❷ 観察項目

◆低換気につながる、気道変形もよく見ておく

呼吸状態は視診、触診、聴診をおこない、検査結果とあわせて、総合的に評価します。

換気障害以外の患者側のおもなリスクは、「高齢」「肥満」「喫煙」の3つです。リスクのある人は運動能も評価しておきます。また、肥満でなくても、扁桃肥大などの気道変形があると、気道閉塞を起こしやすくなりますし、心不全や腎不全、低たんぱく血症もリスク要因となります。あわせてチェックしておきましょう。

術前に起こりえるリスクとしては、上気道炎（風邪）や喘息発作があります。上気道炎や喘息発作の後は、気道の過敏性亢進が約3週間つづくといわれています。この期間の全身麻酔は危険ですから、可能であれば延期を検討します。

リスクがひとつでもあれば、合併症に注意！

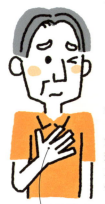

痰がたまっても咳嗽反射が起きにくい

高齢
呼吸効率が悪く無気肺になりやすい

呼吸筋力や肺の弾性の低下により、肺活量は減るが、残気量は増加。そのため呼吸効率が悪くなる。痰の喀出力や咳嗽反射も低下し、痰の貯留や誤嚥をまねく。

肥満
術後に舌根沈下が起きやすい

気道に脂肪が多いと、舌根沈下による気道閉塞が起こりやすい。また仰臥位がつづくと、腹部脂肪による内圧上昇で無気肺になる可能性も高まる。

喫煙
20pack years 以上はよりハイリスク

喫煙で気道粘膜の線毛運動が低下し、痰分泌量が増す。1日の喫煙箱数×喫煙年数が20以上はハイリスクとされる。受動喫煙者も要注意。

禁煙の効果

禁煙期間	機能回復のめやす
18時間以内	血中の酸素運搬機能が上昇
数日〜1週間	心血管系の負担の低下
1〜2週間	痰の減少
6週間	気管支の線毛運動の回復
6か月以上	免疫機能の回復

＊予測式……PaO_2（座位）＝ 100 −（0.4 × 年齢）、PaO_2（仰臥位）＝ 100 −（0.3 × 年齢）

術前外来では、換気機能検査を必ずおこなう

呼吸器合併症のリスクを把握するうえで、とくに重要なのが、換気機能検査。
動脈血ガス分析の数値、X線画像も必ず見ておく。

フィジカルイグザミネーション

呼吸音
☐ 異常な呼吸音（副雑音）はない？
・ロンカイ（いびき音）
・ウィーズ（笛声音）
・コースクラックル（水泡音）
・ファインクラックル（捻髪音）

視診
☐ 呼吸パターンは正常？
☐ 努力性胸式呼吸はない？

→ 異常な呼吸音があれば、X線画像をあわせてチェック。異常部位も特定する

生理機能＆画像検査

パルスオキシメータ
☐ SpO_2（酸素飽和度）：95以上は正常

スパイロメトリー（換気機能検査）
☐ ％肺活量：80％以上なら正常（％VC）
☐ 1秒率：70％以上なら正常（FEV1.0％）

※％肺活量80％未満は拘束性障害、1秒率70％未満は閉塞性障害、両方あてはまれば混合性障害

胸部X線検査
☐ 気道変形、呼吸器疾患はない？

→ 閉塞性障害、拘束性障害、気道変形などがあれば、術後の低換気に注意

血液検査

動脈血ガス分析
☐ pH：7.35～7.45なら正常
☐ $PaCO_2$：35～45Torrなら正常（動脈血二酸化炭素分圧）
☐ PaO_2：80～100Torrなら正常（動脈血酸素分圧）
☐ HCO_3^-：22～26mEq/Lなら正常（重炭酸イオン濃度）
☐ BE：－2～＋2mEq/Lなら正常（塩基過剰）

→ 全身麻酔の際には、$PaCO_2$ 50以上、PaO_2 70以下をハイリスクと考える

③ ハイリスク例での注意

◆理学療法士と連携し、呼吸リハビリを検討

　喫煙者には、禁煙を徹底してもらいます。8週間以上の禁煙が望ましく、気道粘膜の線毛運動の改善、呼吸器合併症のリスク軽減が期待できるとされます。術創治癒を遅延させないためにも、術前・術後を通した禁煙指導が重要です。

　換気障害がある場合は、**理学療法士と連携し、術前の呼吸器リハビリテーションを検討**。換気障害のタイプに応じて、横隔膜運動を促す「腹式呼吸（深呼吸）」「口すぼめ呼吸」などを練習してもらいます。

　痰の貯留を防ぐためには、創部痛が起こりにくい咳嗽法を身につけてもらうことも大切です。高齢者では、誤嚥性肺炎を防ぐため、術前からの口腔ケアも指導します。

　そのほか、低たんぱく血症があれば栄養状態の改善、心不全の人は塩分・水分のコントロールを指導し、肺水腫のリスク低減を図ります。

ハイリスク例では運動能も見る

Hugh-Jones分類（ビュー　ジョーンズ分類）でⅢ度以上の症状があれば、術後呼吸器合併症のリスクが高いと考えられる。在宅酸素療法導入患者はⅣ度以上と考える。

Ⅰ	階段昇降など問題なし
Ⅱ	平地の歩行は正常に可能。階段では息切れ
Ⅲ	自分のペースでなら、1.6km以上歩ける
Ⅳ	休み休みでなければ50m以上歩けない
Ⅴ	会話や衣服の着脱でも障害がある

深呼吸の感覚をつかむなどの目的で、機器を使うことも

手術に向けた準備 ❸

腎機能検査
腎機能だけでなく、心機能もあわせてチェック

高齢者では腎機能低下例が非常に多く、循環器疾患の合併も少なくありません。
手術や薬による腎臓への悪影響を避けるため、現状の腎機能を正確に把握しておきます。

❶ データの読みかた

◆ 血清クレアチニン値をまず見る

　手術侵襲や麻酔の影響で腎血流量が低下し、腎機能が悪化することがあります。それにより、電解質バランスや酸塩基平衡が乱れたり、尿が出にくくなることも。また、腎機能低下にともなう出血傾向にも注意が必要です。
　血液検査では、糸球体濾過機能の指標となる**「血清クレアチニン値（Cr）」と、推定糸球体濾過量を示す「eGFR（推定GFR）」などを見ます。**

　尿検査では、たんぱく尿（アルブミン尿）が非常に重要。あわせて、尿量や尿の混濁、においの有無なども見ておく必要があります。
　腎機能障害が認められた場合は、その重症度を把握するとともに、原因を確認します。**血圧、血糖値、In-Outバランスに異常がないかを見ておきましょう。**心疾患を合併している患者も少なくありません。その場合は、心電図や胸部X線検査だけでなく、器質的異常が生じていないかを心エコー検査で確認するのが一般的です。

腎機能低下例には、併発疾患が多い

腎臓は水分量・電解質を調節し、ホメオスタシス（生体恒常性）を維持している。腎機能低下例ではその他の疾患もチェック。

循環器疾患

腎機能障害があると循環器疾患のリスクが高まる

腎機能障害があると、冠動脈疾患や心不全、心房細動、脳血管疾患など、心血管疾患のリスクが高まる。

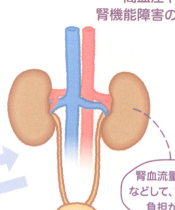

腎機能障害

高血圧や糖尿病が腎機能障害のリスクとなる

糸球体の濾過機能が低下した状態。高齢、糖尿病、高血圧などがリスク因子となる。「心腎連関」といわれるように、心機能との関連が強く、循環器疾患があると腎機能障害がさらに進む。

腎血流量が減るなどして、腎臓への負担が増大

合併症

内分泌系疾患
（副甲状腺機能亢進症など）

糖尿病

アシドーシス

貧血

高K血症

脱水

腎機能検査では、尿とeGFRが最重要

以下の項目のほか、腎機能障害による貧血（腎性貧血）の有無も調べる。

フィジカルイグザミネーション

視診・触診
- 浮腫：見た目にわかる浮腫、全身性の浮腫はない？（左右差がなければ全身性）

+α 透析中の患者ではシャントの位置もチェックする

尿検査

尿量・比重
- 尿量：尿量の減少は見られない？
- 尿比重：1.015〜1.025なら正常

尿中一般検査
- たんぱく尿：（－）なら正常
- 微量アルブミン尿：（－）なら正常
- 尿糖：（－）なら正常
- 尿潜血：（－）なら正常

血液検査

血液生化学検査
- Cr（クレアチニン）：男性 0.56〜1.23 mg/dL、女性 0.44〜0.83 mg/dL なら正常
- BUN（血中尿素窒素）：8.0〜21.0 mg/dL なら正常
- eGFR（推定糸球体濾過量）：60 mL/分/1.73m² 以上なら正常

+α P73の電解質バランスもチェック

慢性腎臓病（CKD）の重症度分類

原疾患	たんぱく尿区分		A1	A2	A3
糖尿病	尿アルブミン定量 (mg/日) 尿アルブミン/Cr比 (mg/gCr)		正常 30 未満	微量アルブミン尿 30〜299	顕性アルブミン尿 300 以上
高血圧、腎炎、多発性嚢胞腎、移植腎、不明、その他	尿たんぱく定量 (g/日) 尿たんぱく/Cr比 (g/gCr)		正常 0.15 未満	軽度たんぱく尿 0.15〜0.49	高度たんぱく尿 0.50 以上
GFR区分 (mL/分/1.73m²)	G1	正常または高値	≧ 90		
	G2	正常または軽度低下	60〜89		
	G3a	軽度〜中等度低下	45〜59		
	G3b	中等度〜高度低下	30〜44		
	G4	高度低下	15〜29		
	G5	末期腎不全	< 15		

色が濃くなるほど心疾患や死亡リスクが上昇

慢性腎臓病の場合、原疾患、尿たんぱく区分、GFR区分から重症度を評価する。GFRが同レベルでも、尿たんぱくが多いほど重症度が高くなる。

（『CKD診療ガイド 2012』日本腎臓学会編、東京医学社より引用）

❷ 観察項目

◆術前〜術後の尿量変化を見逃さない

検査データ以外にも、手足や顔の浮腫、食欲不振や倦怠感など腎機能低下にともなう症状がないかを確認しましょう。透析患者では、シャントの位置を避けて点滴ラインを確保します。

術前から術後にかけては、毎時間の尿量の変化を慎重に観察してください。術直後は尿量が減り、1時間あたり「0.5mL×体重（kg）」がめやす。その後は回復にともなって、細胞間質から体液が戻ってきます（リフィリング）。**このタイミングで尿量が増えなければ、腎機能低下や心機能低下が疑われます**。CrやeGFRとともに、血圧や呼吸状態もチェックしてください。

❸ ハイリスク例での注意

◆急性腎障害のリスクも知っておく

腎機能障害のハイリスク例では、麻酔科医が腎排泄型以外の薬剤を選択したり、輸液量を綿密に調節したりして対処します。透析患者では、術前に透析をおこなうこともあります。

看護師は、循環器合併症とともに、「**急性腎障害（AKI）**」のリスクを知ったうえで術後の経過観察をします。AKIは、従来、急性腎不全とよばれていた病態を新たに捉え直した概念。大手術後などでは、術前の腎機能が正常でも起こりえます。**腎機能が急激に悪化して、心不全や肺水腫、致死性不整脈をまねくことから、重大な術後死亡原因のひとつとされています**。

手術に向けた準備 ❸

栄養・代謝機能検査

低栄養や高血糖があれば、手術日までに改善を

低栄養の患者、糖尿病患者では、術後の回復が遅れやすく、合併症のリスクも高まります。手術当日までの準備期間に、栄養剤の導入や、薬による血糖値の管理を徹底します。

❶ データの読みかた

◆体格とともに血清アルブミン値を見る

術前の栄養状態が悪いと、手術侵襲にともなう異化亢進に生体が耐えきれません。**創傷治癒遅延や術後感染症などをまねきやすくなります**から、術前の栄養療法が必要です。

栄養状態の評価でもっとも簡便なのはBMI（体格指数）です。経時的なモニタリングにも有用ですが、BMIで肥満と判定されたからといって、低栄養でないとはかぎりません。「血清総たんぱく（TP）」や「血清アルブミン値（Alb）」とあわせてチェックしてください。

また、**血糖コントロール不良例では、創傷治癒遅延や感染症につながりやすくなります**。血糖値の変化を把握するとともに、心血管障害や末梢神経障害、腎機能障害、網膜症など合併症の有無も必ず調べます。

さらに、周術期に変化しやすい電解質バランスにも注意。致死性不整脈の誘因にもなるため、術前の補正が必要です。

栄養状態を評価するツールも有効

第1部 NRS初期スクリーニング

	はい	いいえ
1. BMIは20.5未満か？		
2. 患者の体重は過去3か月以内に減少したか？		
3. 患者の過去1週間の食事摂取量は減少したか？		
4. 患者は重症か。たとえば集中治療を受けているか？		

「はい」が1つ以上ある場合 → 第2部へ

すべて「いいえ」の場合 → 週1回の間隔でスクリーニング。ただし大手術を受ける予定なら、栄養リスクを回避するために予防的栄養ケアプランを使用

NRSは、ERAS（イーラス）推奨の栄養不良スクリーニングツール。実際の評価は管理栄養士がおこなうが、BMI、体重減少、食事摂取量、疾病の重症度が基準になることは覚えておこう。

第2部 NRS最終スクリーニング

栄養障害の重症度		疾病または外傷の重症度	
栄養状態正常	スコア0	疾病または外傷なし	スコア0
3か月で5％を超える体重減少、または過去1週間で通常の必要量の50～75％に満たない食事摂取量	軽度スコア1	大腿骨部頸部骨折 急性合併症のある慢性患者。たとえば肝硬変、慢性閉塞性肺疾患（COPD）、慢性透析、糖尿病、腫瘍	軽度スコア1
2か月で5％を超える体重減少またはBMI18.5～20.5％および全身状態の悪化、もしくは過去1週間で通常の必要量の25～60％の食事摂取量	中等度スコア2	腹部大手術、脳卒中、重度肺炎、造血器腫瘍	中等度スコア2
1か月で5％を超える体重減少（3か月で15％超）、またはBMI18.5未満および全身状態の悪化、または過去1週間で通常の必要量の0～25％の食事摂取量	重度スコア3	頭部損傷、骨髄移植、集中治療患者（APACHE＞10）	重度スコア3
栄養、疾患重症度のスコア			
合計スコア ＝ 栄養 ＋ 疾患重症度スコア			
70歳以上の場合は、合計スコアに1を加える			

3以上のスコア：患者には栄養上のリスクがあり、栄養プランを開始する
3未満のスコア：週1回の間隔で患者のスクリーニングをくり返し、患者が大手術を受けることになっている場合は、栄養リスクを回避するために予防的ケアプランを使用する

（「ESPEN Guidelines for Nutrition Screening 2002」J. KONDRUP, et al., ELSEVIER／「臨床栄養ハンドブック」アボット ジャパン株式会社より引用）

栄養、血糖、肝機能、電解質をセットで見る

血清アルブミン値 2.7mg/dL 以下は中等度栄養不良、2.1mg/dL 未満は高度栄養不良とされる。問診や身体所見、検査データから原因を探る。

フィジカルアセスメント

体格
- BMI：<18.5では低栄養疑い
  - 25〜30未満　肥満（1度）
  - 30〜35未満　肥満（2度）
  - 35〜40未満　肥満（3度）
  - 40以上　　　肥満（4度）

尿・便検査
- 尿糖：（−）なら正常。（＋）なら血液検査とあわせて判断
- 尿の色：茶褐色の場合は肝機能障害を疑う
- 便の色：灰白色であれば肝機能障害を疑う

→ 低栄養なら栄養療法が必要。高度肥満では術後の呼吸などに注意

血液検査

栄養状態
- TP（血清総たんぱく）：6.5〜8.2g/dL なら正常
- Alb（血清アルブミン）：3.8〜5.1g/dL なら正常
- TTR（トランスサイレチン/プレアルブミン）：20〜40mg/dL なら正常

血糖値
- 空腹時血糖：60〜109mg/dL なら正常
- HbA1c：4.6〜6.2％なら正常

＋α　糖尿病患者では眼底検査なども実施

肝機能
- Bil：総ビリルビン0.3〜1.2mg/dL、直接型ビリルビン0.1〜0.5mg/dL なら正常
- ChE：214〜466U/L なら正常
- ALT：5〜40U/L なら正常
- AST：10〜38U/L なら正常
- LDH：100〜215U/L なら正常
- CK：36〜216U/L なら正常
- γ-GTP：男性13〜64U/L、女性9〜32U/L なら正常

電解質バランス
- Na（ナトリウム）：137〜146mmol/L なら正常
- K（カリウム）：3.5〜4.9mmol/L なら正常
- Cl（クロール）：98〜109mmol/L なら正常

→ 血糖コントロールは術前までに完璧に。電解質バランスも補正する

肝機能障害があるときは……

Child-Pugh 分類

原疾患	1点	2点	3点
肝性脳症	なし	軽度（1〜2度）	重度（3〜4度）
腹水	なし	軽度	中等度
Bil（血清ビリルビン値）(mg/dL)	< 2.0	2.0〜3.0	> 3.0
Alb（血清アルブミン値）(g/dL)	> 3.5	2.8〜3.5	< 2.8
プロトロンビン時間延長（秒）	< 4	4〜6	> 6

Child-Pugh 分類　A：5〜6点　B：7〜9点　C：10〜15点

肝機能障害がある場合に、その重症度をA〜Cの3段階で評価する指標。薬剤投与量の判断にも用いる。

❷ 観察項目

◆血糖値の変動に目を光らせる

　栄養状態は、皮膚のハリや髪のツヤ、握力、歩くスピードからも評価できます。問診時などに本人のようすを観察しましょう。また、血清アルブミン値は、肝機能障害による合成能の低下や、腎機能障害による漏出でも低値を示します。

　近年は高度の肥満者も増えています。気道閉塞のリスクがあるため、いびきや睡眠時無呼吸の有無、開口時の咽頭所見を確認してください。

　血糖コントロール不良例では、術前・術後を通して、インスリンで厳密に血糖コントロールをします。術前の血糖値は180〜200mg/dL 未満、術後は110〜180mg/dL 以下が理想的であるといわれています。電解質、尿糖、ケトン体も定期的にモニタリングします。侵襲が大きい手術ほど、術後の血糖値も上がりやすく、場合によっては手術を延期することもあります。

❸ ハイリスク例での注意

◆創の治癒の遅れ、SSIなどに注意

　正常な創傷治癒プロセスでは、おおよそ術後48時間以内に創が上皮化します。糖尿病患者、低栄養患者などのハイリスク例ではとくに、**創傷治癒が遅れたり、感染が生じやすいことを知っておきましょう。**

　術後は、創部の発赤、腫脹、痛みのほか、ドレーン排液の量や性状の変化をよく観察します。発熱も感染を疑うサインです。

手術に向けた準備 ❸

血液成分検査

出血、貧血、血栓症のリスクを評価する

血液成分の検査は、基礎疾患や手術内容、術式の有無を問わず、必ずおこないます。とくに確認しておきたいのは、貧血や出血傾向、血栓のリスクなどです。

❶ データの読みかた

◆ PT や D ダイマーで血液凝固能を確認

手術を受ける患者でもっとも多い合併症が、貧血です。創傷治癒を遅らせたり、術後のリハビリにも影響するため、術前のチェックが不可欠です。「Hb（ヘモグロビン）」「Ht（ヘマトクリット）」で貧血が認められた場合は、MCV（平均赤血球容積）にもとづいて原因を検索します。原因に応じて、鉄剤やビタミン B_{12} 投与をおこない、術前にできるかぎり補正します。

出血傾向は「PLT（血小板数）」や「PT（プロトロンビン時間）」「D ダイマー」で評価。血小板数が 10 万 /μL 以下だと、術中の出血量増加のおそれがあります。D ダイマー高値の場合は、深部静脈血栓症（DVT）などが疑われます。

問診時に自覚症状も聞いておく

適切に質問をすれば、問診でわかることも多い。貧血や血液凝固能の異常にともなって現れやすい、症状の有無を確認しておく。

- 「以下のような経験がありますか？」
  - ・以前より疲れやすい　・動悸がする
  - ・鼻血が出やすい　・歯の治療で血が止まりにくい
  - ・青あざができやすい　・便に血が混じっている、便が黒い
  - ・（女性の場合）生理が重い
  - ・手術を受けたことがある。またそのとき、血が止まりにくいと言われた
- 「血が固まるのを防ぐ薬（アスピリン、ワーファリンなど）を服用していますか？」
- 「お酒を毎日飲みますか？飲む方は何をどれだけ飲みますか？」
- 「ご家族、ご親戚に血の止まりにくい病気をもった方はいますか？」

---

❷ 観察項目

◆ 術中の出血量を把握し、輸液を管理

Hb の評価では、循環血液量も意識してください。脱水などで循環血液量が減っている場合には、Hb は低値とならず、貧血を見逃すことも。貧血症状や循環動態もあわせて確認しておきます。

PLT や PT が低値で、出血傾向のある患者では、術中から術後の出血量をよく見なくてはなりません。術中の不感蒸泄、術中から術後の尿量、ドレーン排液量などとあわせて循環血液量を判断し、輸液を管理していきます。

DVT のリスクが高い例では、リスク評価をもとに、術後の看護計画をたてます。弾性ストッキングを使うのか、フットポンプを使うのか、これらを併用するのかも確認しておきましょう。

❸ ハイリスク例での注意

◆ 休薬・変薬のタイミングを確認しておく

血栓症のリスクがあり、抗血栓薬を服用している例では、術中の出血リスクを抑えるために薬の調整を要します。ワルファリン、アスピリンなどの服用例では、手術の 5〜10 日くらい前から休薬を開始。この間に血栓ができ、脳梗塞などを起こすのを防ぐため、ヘパリン静注に切り替えるのが一般的です（ヘパリン置換療法）。主治医や薬剤師に、休薬期間と再開時期、服用量を確認しておきましょう。

なお、出血傾向がある患者では、麻酔方法の調整も必要。血腫予防のため、脊髄くも膜下麻酔や硬膜外麻酔を避け、全身麻酔のみでおこなうケースもあります。手術の前に、麻酔科医の計画をよく確認しておいてください。

（『周術期管理ナビゲーション』野村 実、医学書院より引用）

貧血も出血・凝固異常も、入院前に対応を

貧血は、MCV（平均赤血球容積）をもとに、「小球性低色素性貧血」「正球性正色素性貧血」「大球性正色素性貧血」のどれにあたるかを探る。出血や DVT のリスクも把握し、術後の観察、ケアにつなげる。

血液一般検査

- ☐ Hb（ヘモグロビン）：男性 13.5～16.9g/dL、女性 11.0～14.8g/dL なら正常
- ☐ Ht（ヘマトクリット）：男性 40.6～49.9%、女性 34.7～44.4% なら正常
- ☐ WBC（白血球数）：3300～8600 個/μL なら正常
- ☐ PLT（血小板数）：15.8～35.3×10^4 個/μL なら正常
- ☐ RBC（赤血球数）：男性 4.31～5.60×10^6 個/μL、女性 3.85～4.98×10^6 個/μL なら正常
- ☐ MCV（平均赤血球容積）：86～98fL なら正常
- ☐ MCHC（平均赤血球ヘモグロビン濃度）：31～35% なら正常
- +α 貧血の可能性があれば Fe（鉄）、ビタミン B も調べる

→ 貧血であれば、まず治療。無症候性のことも多いので、見落とさないよう注意！

出血・凝固能検査

- ☐ PT（プロトロンビン時間）：70～130% なら正常
- ☐ APTT（活性化部分トロンボプラスチン時間）：25～39 秒なら正常
- ☐ FDP（フィブリン分解産物）：10μg/mL 以下なら正常
- ☐ D ダイマー：1.0μg/mL 以下なら正常

（DVT 評価に有効だが、陽性的中率が低いことに注意）

→ 出血傾向があれば、抗血小板薬の調整が必要。DVT リスクが高いなら下記の予防策を

ガイドラインをもとにリスクを層別化し、予防策を

DVT リスクがあるときは、手術内容や年齢からリスクを層別化することが多い。付加的危険因子があれば、リスクレベルを 1 段階上げて予防策を検討する。

リスクレベル	一般外科・泌尿器科・婦人科手術	予防策
低リスク	60 歳未満の非大手術 40 歳未満の大手術	早期離床および積極的な運動
中リスク	60 歳以上、あるいは危険因子のある非大手術 40 歳以上、あるいは危険因子がある大手術	・早期離床および積極的な運動 ・弾性ストッキング あるいは IPC（フットポンプによる間欠的空気圧迫法）
高リスク	40 歳以上のがんの大手術	・早期離床および積極的な運動 ・IPC あるいは抗凝固療法
最高リスク	VTE（静脈血栓塞栓症）の既往 あるいは血栓性素因のある大手術	早期離床および積極的な運動 （抗凝固療法と IPC の併用）あるいは （抗凝固療法と弾性ストッキングの併用）

付加的な因子も考慮

危険因子の強度	危険因子
弱い	・肥満　・エストロゲン治療　・下肢静脈瘤
中等度	・高齢　・長期臥床　・うっ血性心不全 ・呼吸不全　・悪性疾患　・中心静脈カテーテル留置 ・がん化学療法　・重症感染症
強い	・VTE の既往　・血栓性素因 ・下肢麻痺　・ギプスによる下肢固定

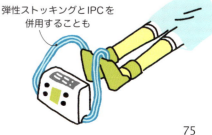

弾性ストッキングと IPC を併用することも

（「肺血栓塞栓症および深部静脈血栓症の診断、治療、予防に関するガイドライン（2017 年改訂版）」伊藤正明ほか、日本循環器学会より作成）

手術に向けた準備 ❸

その他リスク評価
術中・術後のリスクとなる個別の要因を把握

循環器・呼吸器などの評価、一般的な血液検査のほかに、リスクとなる要因がないかを調べます。高齢患者に対しては、心身の機能と生活能力をトータルで見る視点が必要です。

高齢

◆合併症が起きやすく、診断も遅れやすい

　超高齢化を背景に、高齢者の手術症例も急速に増えています。術後合併症が起こりやすいうえ、典型的な症候を呈しないことから、診断が遅れて重篤化しやすいのが問題です。

　高齢者は、手術適応となる疾患以外に、さまざまな基礎疾患や加齢による機能障害をあわせもつことが多く、術前のリスク評価は慎重におこなわなければなりません。また、本人や家族の心理社会的側面も、術前・術後リハビリや早期離床の促進に大きく影響します。全体像を把握するには、右ページの「高齢者総合機能評価（CGA）」などのスケールも参考になります。

代表的な全身機能の低下を知っておこう

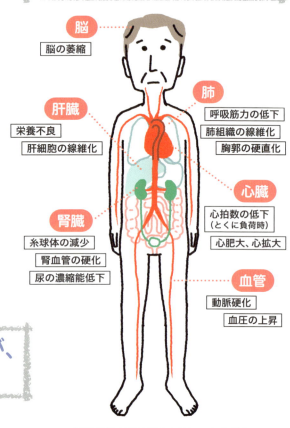

脳 — 脳の萎縮
肝臓 — 栄養不良／肝細胞の線維化
腎臓 — 糸球体の減少／腎血管の硬化／尿の濃縮能低下
肺 — 呼吸筋力の低下／肺組織の線維化／胸郭の硬直化
心臓 — 心拍数の低下（とくに負荷時）／心肥大、心拡大
血管 — 動脈硬化／血圧の上昇

高齢者は上記の例のように、さまざまな臓器の機能が低下しており、相互に影響し合うものも多い。全身状態をよく評価し、術後の観察につなげていく。

せん妄や呼吸器合併症が、とりわけ多い

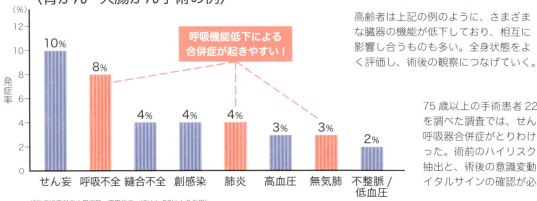

〈胃がん・大腸がん手術の例〉

発症率（％）
- せん妄 10%
- 呼吸不全 8%
- 縫合不全 4%
- 創感染 4%
- 肺炎 4%
- 高血圧 3%
- 無気肺 3%
- 不整脈/低血圧 2%

呼吸機能低下による合併症が起きやすい！

75歳以上の手術患者223例を調べた調査では、せん妄と呼吸器合併症がとりわけ多かった。術前のハイリスク患者抽出と、術後の意識変動、バイタルサインの確認が必要。

（「無症候高齢者の周術期」深田伸二、ICUとCCUより引用）

ADL

◆**手術後の生活も考えて、日常生活動作を把握**

近年、高齢者の術後合併症予測において注目されているのが、歩行や食事、排泄などのADL（日常生活動作）とフレイルの評価です。術後合併症にも関連し、術前のリスク評価に有用だと考えられています。ADLを多職種で把握しておくと、**スムーズにリハビリに移行でき、退院後の生活につながるケアを提供できます。**

フレイル評価法の例
CHS index

項目	定義
体重	1年で体重が4.5kg以上減少
疲労感	ⅰ）先月ごろよりいつも以上に疲労感あり ⅱ）ここ1か月で弱くなった
エネルギー使用量	生活活動量評価 （レクリエーションなどの活動量を評価）
動作	15フィート（4.57m）歩行で 女　≦身長159cm……7秒以上 　　＞身長159cm……6秒以上 男　≦身長173cm……7秒以上 　　＞身長173cm……6秒以上
筋力（握力）	女　BMI ≦ 23 ……………… ≦ 17kg 　　BMI：23.1 ～ 26 …… ≦ 17.3kg 　　BMI：26.1 ～ 29 …… ≦ 18kg 　　BMI ＞ 29 ……………… ≦ 21kg 男　BMI ≦ 24 ……………… ≦ 29kg 　　BMI：24.1 ～ 26 …… ≦ 30kg 　　BMI：26.1 ～ 28 …… ≦ 30kg 　　BMI ＞ 28 ……………… ≦ 32kg

5項目のうち3項目があてはまるとフレイル

高齢患者ではとくにフレイルに注意

高齢者総合機能評価（CGA）

1．日常生活動作
ADL：移動、排泄、摂食、更衣、整容、入浴など
IADL：外出、買物、家計、服薬管理、電話、料理など

2．認知・精神的機能
認知機能：MMSE、HDS-R ほか
うつ状態：GDS ほか
QOL：SF-36（またはSF-12、SF-8）、VAS ほか
意欲：Vitality Index ほか

3．社会的因子
介護者、介護の質、家族関係、居住環境、経済状態など

4．その他
フレイル、サルコペニアなど

（『高齢者総合的機能評価ガイドライン』長寿科学総合研究
CGAガイドライン研究班、厚生科学研究所より作成）

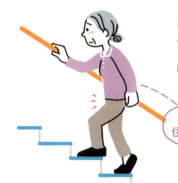

高齢者の術前評価として、ADLをはじめ、認知機能やフレイルの有無などを総合的に見る「CGA」を導入している病院もある。

人工関節置換術などでは住環境の把握や指導も必要

感染

◆**ウイルスなどを調べ、感染対策を徹底**

術前の血液検査では、**肝炎ウイルス、梅毒、HIV感染の有無を調べるのが一般的です。**

検査で陽性の場合は、針刺し事故などによる感染のリスクがありますが、感染症はこれら以外にもたくさんあります。また、感染初期では陽性反応が出ないこともめずらしくありません。どんなときもスタンダード・プリコーションを徹底することが、医療者・患者双方の感染リスクの軽減につながります。

抗体などで、感染の有無を調べる

血液検査

肝炎ウイルス検査
☐ HBs抗原、抗体
☐ HBc抗体
☐ HBe抗原、抗体
☐ HCV抗体
☐ HCV-RNA

梅毒検査
☐ STS（RPR）法
☐ TP抗原
　（TPHA または FTA-ABS）

HIV検査
☐ HIV抗体検査

症状がなくても感染症として扱い、事故が起きないよう注意する

多職種でのアセスメント&ケア

多職種連携　チーム全員でアセスメントの結果を共有

現代の周術期管理は、各自の専門性をいかしておこなうチーム医療のうえに成り立っています。各職種の専門性をよく理解したうえで、効果的な連携のしかたを考えましょう。

◆看護師が連携の要となることも多い

周術期管理をスムーズに進めるためには、多職種の連携が欠かせません。周術期管理センターでは、関連するすべての情報を統合し、全スタッフが共有できるようになっていますが、周術期管理センター未開設の場合でも、電子カルテでの情報共有は可能です。**各スタッフの専門性を理解し、それぞれのアセスメント結果を自分の専門領域にいかしていくことが重要**。気にかかることがあれば、そのつど、各職種に相談します。カルテ以外に、直接のコミュニケーションで得られる情報も大切にしましょう。

看護師は、周術期全体を通してのリスク軽減と早期回復をめざして、ケアをおこないます。医療知識と技能に加え、患者の身体的・心理社会的両面を把握していることから、**多職種間のコーディネート役を担うことも多く、チームの要としての力が期待されています。**

周術期管理チームでカンファレンスを実施することも

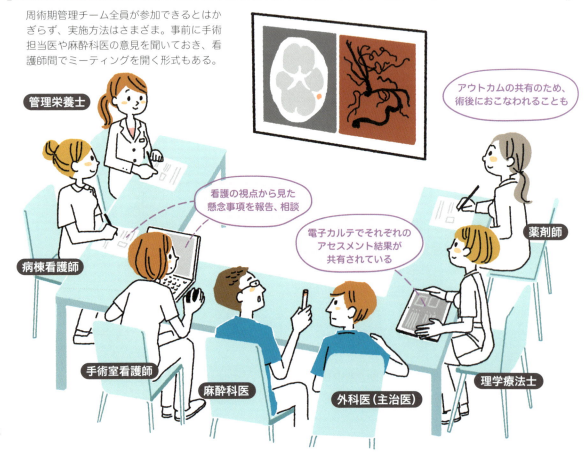

周術期管理チーム全員が参加できるとはかぎらず、実施方法はさまざま。事前に手術担当医や麻酔科医の意見を聞いておき、看護師間でミーティングを開く形式もある。

- 管理栄養士
- 病棟看護師
- 手術室看護師
- 麻酔科医
- 外科医（主治医）
- 理学療法士
- 薬剤師

看護の視点から見た懸念事項を報告、相談

電子カルテでそれぞれのアセスメント結果が共有されている

アウトカムの共有のため、術後におこなわれることも

麻酔科医のリスク評価を術前・術後の看護にいかす

麻酔科医との連携

主治医とともに、周術期管理チームの中心となるのが麻酔科医です。
術前の問診・検査の段階からよく連携をとって、術後の看護にいかすようにします。

◆リスクを最小限にする麻酔方法を検討

麻酔は、手術侵襲を軽減するために不可欠の存在。この麻酔管理を担うのが麻酔科医で、術中の循環管理や呼吸管理もおこないます。患者の全身状態を安全に保つ専門家といえます。

そのために重要なのが、術前の情報収集。麻酔科外来では、診察や各種検査結果から患者の全身状態を評価し、麻酔計画を立てます。手術侵襲を軽減するとともに、覚醒遅延やPONV（術後悪心・嘔吐）などのリスクを抑えることで、術後の早期回復をめざします。

看護師は、麻酔科医の全身評価と麻酔計画をよく見て、ケアの計画にいかしましょう。

◆痛みのケアも、麻酔科医と連携して

痛みのコントロールも、麻酔科医の重要な仕事です。どんな鎮痛方法を用いるのかを術前外来でていねいに説明し、患者の不安を軽減します。看護師は、麻酔科医や薬剤師と連携しながら、術後の痛みの管理が十分にできているかを確認し、早期回復につなげます。

患者の高齢化・重症化が進んでいることからも、周術期の安全をいかに確保するかは大きな問題です。手術室看護師には麻酔科診療の理解と支援が求められており、2014年からは日本麻酔科学会などによる「周術期管理チーム認定制度」も始まっています。

全身状態から、麻酔時の侵襲を予測する

ASA（米国麻酔科学会術前状態分類）でⅢ以上、NYHA（ニューヨーク心臓協会）分類でⅡ以上の患者はハイリスク。このほかに、運動耐容能を表すMETs（メッツ）（→P66）の評価指標なども用いて、麻酔科医が手術のリスクを評価する。

ASA 術前状態分類（米国麻酔科学会）

Class	
Class I	器質的、生理的、生化学的あるいは精神的な異常がない。手術の対象となる疾患は局在的であって、全身的（系統的）な障害を引き起こさないもの 例：鼠径ヘルニアあるいは子宮筋腫などがあるが、ほかの点では健康な患者
Class II	軽度から中等度の系統的な障害がある。その原因としては外科的治療の対象となった疾患または、それ以外の病態生理学的な原因によるもの 例：AHA（米国心臓学会）の心疾患の分類の1および2aに属するもの。軽度糖尿病、本態性高血圧症、貧血、極度の肥満、気管支炎（新生児および80歳以上の老人ではとくに系統的疾患がなくてもこのクラスに入る）
Class III	重症の系統的疾患があるもの。この場合、系統的な障害を起こす原因は何であってもよく、はっきりした障害の程度を決められなくてもかまわない 例：AHAの2bに属するもの。重症糖尿病で血管病変をともなうもの。肺機能の中〜高度障害。狭心症またはいったん治癒した心筋梗塞のあるもの
Class IV	それによって生命が脅かされつつあるような高度の系統的疾患があって、手術をしてもその病変を治療できるとはかぎらないもの 例：AHAのⅢに属するもの。肺、肝臓、腎臓、内分泌疾患の進行したもの
Class V	瀕死の状態の患者で、助かる可能性は少ないが、手術をしなければならないもの
Class VI	脳死患者

NYHA 分類（ニューヨーク心臓協会）

Ⅰ度
心疾患はあるが、通常の身体活動では症状が出ない

Ⅱ度
普通の身体活動（階段の昇降など）で疲労、呼吸困難が出現する

Ⅲ度
普通以下の身体活動（平地の歩行）で疲労、呼吸困難が出現する

Ⅳ度
安静時にも疲労、呼吸困難が出現する

多職種でのアセスメント&ケア

薬剤師との連携
術前外来から退院まで、服薬指導の連携は必須

周術期管理チームの薬剤師は、術前の中止薬の確認から、術後の痛みのケアまで、すべての段階にかかわっています。つねに情報を共有し、服薬指導にあたってください。

◆**薬の休止・再開時は、薬剤師と連携して**

周術期におけるすべての薬剤管理を担うのが、**薬剤師です**。術前の外来では、常用薬などを把握して中止すべきものを評価し、医師と連携して対応します。手術部でも、手術使用薬剤の安全管理、アレルギーの確認などを担っています。

看護師も、術前外来において内服薬などをチェック。**どのタイミングでどれを休止し、再開すればよいか、薬剤師の記録を見ながら確認します**。現在はジェネリック医薬品も多く、すべての薬剤名を把握するのは至難の業。わからないことがあれば、必ず薬剤師に確認しましょう。

◆**痛み止めの適正使用をチームで進める**

術後の連携で重要なのが、痛みのケアです。術直後の痛みは、硬膜外鎮痛法などで管理されますが、術後2、3日ごろから内服薬に移行していきます。**このタイミングで薬剤師に介入してもらい、痛み止めの適切な使用法を指導します**。退院後の痛み止めの使用法も同様です。

また、**薬の使用中に気になる症状があれば、薬剤師と情報共有を**。たとえば、PONVの発症にはオピオイドが関与していることがありますし、痛み止めの使用中に副作用が出ることも。主治医、薬剤師との連携で、薬の見直しを検討します。

周術期のすべての段階に、薬剤師がかかわる

処方薬や市販薬、手術使用薬剤など、専門的な知識をもつ薬剤師が周術期全体にかかわることが、医療の質と安全性の向上につながる。

術前
- 日ごろ飲んでいる慢性疾患の薬や、サプリメントの情報を収集
- 主治医から術前休止の指示があった薬について、外来で患者に説明
- 休止したほうがよいと思われる薬があれば、主治医に確認

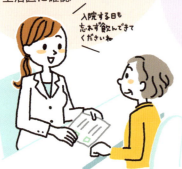
入院する日も忘れず飲んできてくださいね

術中
- 手術部の薬品を管理する（麻薬／毒薬・劇薬／向精神薬／習慣性医薬品／ハイリスク薬など）
- 手術に使う麻酔薬のセット、手術中に投与する薬のセットを用意
- 術直後から投与する痛み止め、PCAを調整

病棟薬剤師がラウンドしてくれる

術後
- 退院に向けて、内服の痛み止めの使用法を指導する
- 休止薬再開のタイミングを確認し、服薬指導をする
- 術後感染症予防のための抗菌薬を管理、感染症発症時に必要な薬剤にも対応
- 退院前にも服薬指導をおこなう

歯科医＆歯科衛生士との連携

術前からの口腔ケアで肺炎や血行性感染を防ぐ

周術期の口腔ケアは、術後の合併症予防に直結し、早期の経口摂取、回復にもつながります。すべての周術期患者に、歯科医、歯科衛生士がかかわるという病院も増えてきています。

◆すべての術前患者に、口腔ケアを実施

術前の口腔ケアは、以前からおこなわれていましたが、近年はその重要性がますます注目されています。一部の手術では、保険診療報酬で「周術期口腔機能管理料」の加算も認められるようになり、すべての術前患者に口腔チェックを実施するのが望ましいとされています。

口腔ケアのいちばんのメリットは、口腔内の感染源を除去・衛生管理することで、誤嚥性肺炎や敗血症など術後感染症予防につながること。気管挿管時の歯の損傷予防も、咀嚼機能維持という面から重要です。

◆かむ力、飲み込む力も評価してもらう

歯科医、歯科衛生士は、術前・術後に〝ものをきちんとかんで飲み込めるか〟という咬合・咀嚼機能や嚥下機能の評価もおこないます。それによって、術前の経口補水や術後の経口摂取の可否を判断したり、誤嚥性肺炎のリスク患者を抽出したりします。

看護師も、食事のようすを見るなどして、気がかりな点があれば歯科医や歯科衛生士に相談。義歯の修復でかむ力を高めたり、口腔マッサージで嚥下機能を改善したりします。嚥下機能訓練では言語聴覚士（→P83）との連携も重要です。

画像検査も含め、口腔内評価を早めにおこなう

口腔内の衛生管理はおもに歯科衛生士が、口腔機能の評価・治療は歯科医がおこなう。

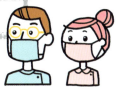

口腔内診査
- 食物残渣・歯垢・歯石の付着
- 歯肉腫脹
- 舌苔の付着
- 真菌・ウイルス感染
- う蝕
- 歯牙鋭縁部・不良補綴物
- 義歯の清掃状態

咀嚼・嚥下機能検査
- 咬合状態
- 義歯の有無
- 義歯の適合状態
- 原疾患による嚥下機能の低下

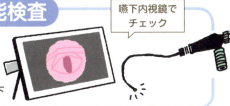

嚥下内視鏡でチェック

歯周基本検査
- 歯周ポケット深度
- 測定時の歯肉からの出血
- 歯牙の動揺度

動揺歯が手術時に脱落することも！

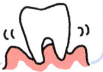

X線検査
- 歯槽骨の吸収
- 根尖病巣（歯の根管が細菌感染を起こし、根のまわりが溶けている状態）
- 埋伏歯（粘膜内に埋もれている歯）
- う蝕

（『チーム医療による周術期管理まるわかり　安全で質の高い術前術後管理を行うための、チーム内の役割と連携』
川口昌彦、古家 仁編、羊土社より引用）

多職種でのアセスメント＆ケア

管理栄養士との連携
管理栄養士の評価をもとに、チームで栄養管理を

低栄養の改善は、術後の早期回復につながります。栄養状態に問題がある患者では、術前外来から術後ケアまでを、管理栄養士と連携しておこないます。

◆術前の経口栄養で、合併症を防ぐ

近年、周術期管理のなかで注目されているのが術前の栄養管理です。低栄養患者に対し、術前に栄養療法をおこなうことが、術後合併症の減少や死亡率低下に寄与するとされています。

周術期の栄養管理を主導するのは、管理栄養士。**術前外来で患者の栄養状態を評価し、低栄養なら栄養療法をおこないます。**栄養ルートは、可能なら経口摂取が第一選択で、食事指導や経腸栄養剤の飲用（ONS）をおこないます。

◆腸管手術の後などは、静脈栄養が必須

経口摂取ができない場合、従来は静脈栄養がおこなわれていましたが、近年は、感染症リスクの低い経腸栄養が中心です。ただし、腸管手術後や腸管完全閉塞、消化管穿孔などで腸管を使えない場合は、静脈栄養が選択されます。

静脈栄養の場合も、経腸栄養の場合も、日々のケアと観察をおこなうのは看護師です。**気になる点があれば、主治医、管理栄養士と相談し、早期の回復に向けてプランを調整します。**

経口摂取可能なら、経口で栄養療法を実施

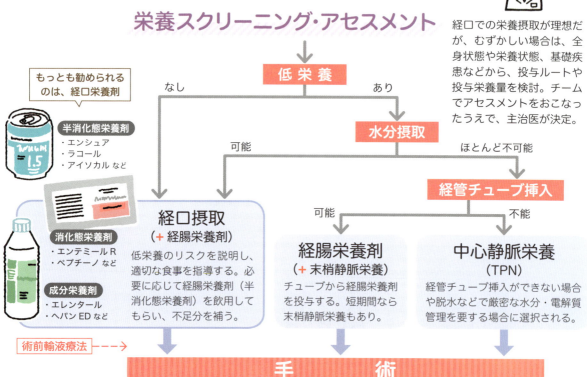

経口での栄養摂取が理想だが、むずかしい場合は、全身状態や栄養状態、基礎疾患などから、投与ルートや投与栄養量を検討。チームでアセスメントをおこなったうえで、主治医が決定。

> 理学療法士
> との連携

リハビリテーションで心肺機能、全身機能を高める

体力も心肺機能も低下した状態では、術後の合併症リスクが高まります。理学療法士と連携し、退院後の生活まで見すえたリハビリテーションを、術前からおこなうようにします。

◆**術前リハから、術後の歩行訓練まで担う**

手術侵襲や、それにつづく安静臥床（がしょう）は全身機能を低下させ、術後合併症や廃用症候群をまねきます。それらを防ぐためのリハビリテーションを担うのが、理学療法士（PT）。**術前からの筋力トレーニングや歩行訓練、呼吸訓練などで、下肢筋力の増強や、心肺・呼吸機能の維持・向上を図ります**。まず術前外来で患者の身体機能を評価し、自宅での術前リハビリを指導。術後は、翌日から歩行訓練を始めるのが一般的です。

◆**作業療法士、言語聴覚士の協力を仰ぐことも**

リハビリにかかわる専門職として、言語聴覚士（ST）、作業療法士（OT）との連携も欠かせません。**発語や構音、嚥下（えんげ）、聴覚の機能障害をもつ患者に対しては、言語聴覚士と連携して支援をします**。作業療法士は、作業療法をとおして、日常生活や社会生活への適応をめざす専門職。理学療法によって身体的な機能がある程度回復した患者のほか、精神障害をもつ患者を対象に、リハビリをおこなうこともあります。

術前からのリハビリで、術後の機能回復を早める

〈食道がん周術期リハの例〉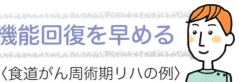

術前リハビリで身体機能を維持・向上させておくことが早期回復につながる。看護師も積極的にかかわって、患者の理解を深め、モチベーションを維持する働きかけを。

術前外来
- オリエンテーション
- 全身調整運動
- 呼吸指導
- 自宅でおこなう運動の指導　など

↓

入院後
- 術前心肺機能強化トレーニング
- 呼吸指導　など

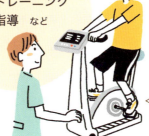

内容によっては理学療法室で実施

手術

↓

術後1日目
- 排痰指導
- 深呼吸指導
- 立位（りつい）の指導、介助
- 廊下歩行の指導、介助　など

→

術後2〜5日目
- 呼吸・排痰指導
- 歩行訓練
- +α 術式別のリハビリ（可動域訓練など）　など

→

退院まで
- 全身調整
- 階段昇降
- 筋トレ
- 嚥下（えんげ）機能訓練
- 屋外歩行　など

（『チーム医療による周術期管理まるわかり　安全で質の高い術前術後管理を行うための、チーム内の役割と連携』川口昌彦、古家 仁編、羊土社より作成）

多職種でのアセスメント&ケア

臨床工学技士との連携　手術機器の管理・設定のほかデバイスチェックも依頼

周術期にまつわる医療機器の管理は、臨床工学技士が中心となっておこないます。
操作時に異変があるときなどは、臨床工学技士に見てもらい、安全管理を徹底します。

◆手術室看護師はとくに接点が多い

周術期では、麻酔器、モニター装置、人工呼吸器、血液浄化装置、人工心肺装置など多くの医療機器を使います。臨床工学技士（CE）は、医師の指示にもとづいて、あらゆる医療機器の操作や点検をおこなう医療機器の専門家です。

高度かつ安全な医療を提供するには、職種間の連携も欠かせません。 とくに手術室看護師には、医療機器の適切な使用方法について理解を深めるとともに、機器の不具合と、それによる患者の異変に気づく力が求められます。

◆ペースメーカーの術前管理にも対応

ペースメーカーや植え込み型除細動器（ICD）などのデバイス装着患者は、手術中、高度な電磁環境に置かれるため、電磁干渉が起こる可能性があります。そこで、術前に臨床工学技士がデバイスチェックをおこない、電磁干渉を予測。循環器内科医と連携しながら、モード変更をおこなったり、一時的ペーシングや体外除細動器などでトラブルに備えます。**病棟に戻ってきた後も、デバイス本体やリードの位置の移動、設定の異常がないかなどをチェックしてくれます。**

周術期に用いるすべての機器を管理する

電気メスや麻酔器のように手術時に用いる医療機器のほか、周術期に使用する下記のような機器も臨床工学技士が保守点検をおこなう。病棟での使用時も、異変があれば見てもらおう。

呼吸療法機器
- 人工呼吸装置
- NPPV（非侵襲的陽圧換気療法）専用装置
- 低流量・高流量酸素器具　など

血液浄化機器
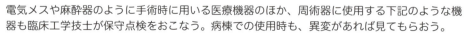
- 血液浄化装置
- 個人用多用途透析装置　など

+α バスキュラーアクセスへの穿刺などもおこなう

その他の機器
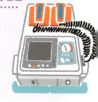
- 除細動器
- 輸液ポンプ
- シリンジポンプ
- IPC（フットポンプ）　など

循環補助器具
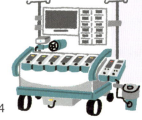
- 人工心肺装置（PCPS〈経皮的心肺補助〉、IABP〈大動脈内バルーンパンピング術〉など含む）
- 体外式心臓ペースメーカー　など

モニター機器
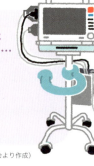
- 心電図
- 血圧計（観血的・非観血的）
- カプノメータ
- パルスオキシメータ　など

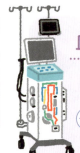

（『周術期管理チームテキスト 第3版』日本麻酔科学会・周術期管理チーム委員会、公益社団法人 日本麻酔科学会より作成）

リエゾンチームとの連携

術後せん妄の発症時などは精神科医、臨床心理士と連携

精神科医や臨床心理士、リエゾンナースなどで構成される、リエゾンチームを設ける病院も、徐々に増えてきています。周術期に多いせん妄、不安の問題などに対処してくれます。

◆術後せん妄の治療にかかわることが多い

リエゾンチームは、精神科医、リエゾンナース、臨床心理士、薬剤師などで構成される、精神医学の専門チームです。

周術期患者のすべてにかかわるわけではありませんが、**術後せん妄を発症したとき、あるいはリスクが高いと考えられるときに、連携を依頼することがあります**。精神科医が中心となり、リエゾンナースが直接のケアを、臨床心理士が精神状態、認知機能の検査をするなどして、それぞれの専門性をいかして治療にあたります。

◆不安感の軽減が、早期回復につながる

術後の早期回復には、痛みのコントロールとともに、抑うつや不安の軽減も重要。抑うつ、不安が強いと、治療やケアに抵抗したり、「何をしても治らない」など考えて、回復への意欲が損なわれたりしてしまうからです。**うつ病を疑う場合など、精神的な問題を抱えた患者のケアも、リエゾンチームへの相談を検討します**。

周術期の薬に影響しないよう配慮しながら、抗うつ薬、抗不安薬で治療するほか、病院によっては心理療法をとり入れている例もあります。

リエゾンチームとして、専門的なケアをおこなう

精神科医、臨床心理士、リエゾンナース、薬剤師が連携し、質の高い精神医療を提供するリエゾンチームが注目されている。

精神科医
精神医学の視点から診断・治療をおこなう
精神医学的な立場から介入し、精神疾患の診断や治療をおこなう。

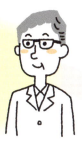

臨床心理士
各種心理検査やカウンセリングを実施
臨床心理学にもとづき、心理検査やカウンセリングを通じて問題の改善をめざす。

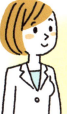

リエゾンナース
心身の両面について、状況を把握してケア
心身の状態の観察とともに、心理的な問題の軽減に役立つケアをおこなう。

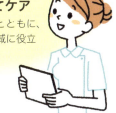

薬剤師
脳神経系に作用する薬の調整をする
せん妄の治療のための薬剤処方だけでなく、せん妄に影響しやすい薬剤の変薬などについてもアドバイス。

多職種でのアセスメント&ケア

高額な医療費への不安、生活不安を軽くする

ソーシャルワーカーとの連携

手術後に、これまでと同じ生活を送ることがむずかしくなったり、高額な治療費に悩まされる人もいます。ソーシャルワーカーと連携して、生活にかかわる負担軽減をめざしましょう。

◆病院と地域社会をつなぐ専門職

「医療ソーシャルワーカー（MSW）」は、患者や家族を社会資源へと結びつける専門家で、社会福祉士有資格者が一般的です。

手術を受ける患者のなかには、「独居でセルフケアができない」といった問題を抱えた人が少なからずいます。このようなケースでは、**退院調整看護師だけでなく、ソーシャルワーカーとの連携が重要**。患者の希望、ADL（日常生活動作）、家族構成、経済状況などの情報をすべて伝えたうえで、在宅での治療、転院、施設入所などの調整をソーシャルワーカーに依頼します。

◆経済的事情を抱える患者も増えている

ソーシャルワーカーの業務でもっとも多いのが、経済的問題の支援だといわれています。とくにがん治療では、経済的事情で治療をつづけられないという患者もいます。

このような患者の状況、不安な思いに気づいたときは、**できるだけ早くソーシャルワーカーを紹介し、高額療養費制度や身体障害者手帳などの社会資源の活用について相談しましょう**。

社会復帰・職場復帰、退院後の生活に対する不安が強いときにも、社会資源の活用で解決できる場合があります。

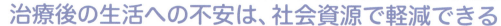

治療後の生活への不安は、社会資源で軽減できる

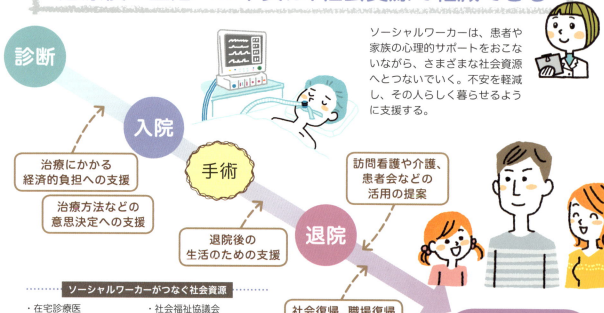

ソーシャルワーカーは、患者や家族の心理的サポートをおこないながら、さまざまな社会資源へとつないでいく。不安を軽減し、その人らしく暮らせるように支援する。

Part 3

手術後の急変に備える！
手術直後の観察＆ケア

手術直前のケアとともに、術直後の
観察とケアを覚えておきましょう。
手術直後の数時間は、全身状態がとても不安定。
意識、循環、呼吸などをひとつひとつ確実に確認し、
異変を見逃さないことが求められます。

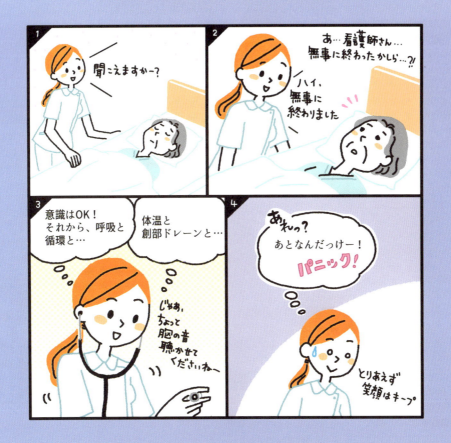

術中・術直後の観察とケアで危険な合併症を防ぐ

手術当日は、患者や家族がナーバスになっているもの。不安を解消するケアを心がけましょう。術直後は、基本のアセスメントを徹底し、合併症の予防、早期発見に努めます。

1 手術直前のケア

手術時間までは、普通に過ごしてもらえるケースが多い

手術前におこなうケアは、弾性ストッキングの着用や絶飲食など、最低限の準備と確認でOK。開始時間までは室内で待機し、なるべく普段どおりに過ごしてもらおう。ただし手術を控え、患者の不安やストレスが強くなっていることが多いので、安心させる声かけを心がけて。

→ P90

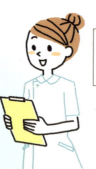

術前外来でのかかわりが十分なら、入院後のケアは最小限でOK

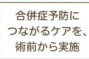

合併症予防につながるケアを、術前から実施

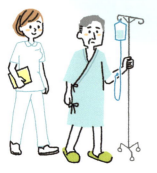
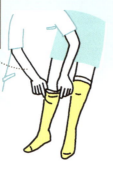

2 術中情報の把握

麻酔科医、看護師の記録を見て帰室後のリスクを判断

患者を手術室に案内した後は、手術室看護師がケアをしてくれる。病棟看護師は、手術が終わったタイミングで術中記録を確認し、術中にどのような処置がおこなわれたかを、よく確認しておこう。予定外の術式変更や、出血、低体温といった異常があれば、術後に注意すべき観察項目、ケアの内容も変わってくる。

→ P92〜

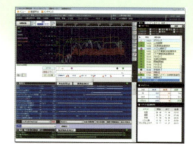

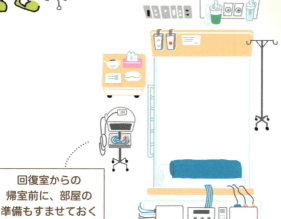

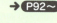

回復室からの帰室前に、部屋の準備もすませておく

◆帰室後は頻繁にモニタリングする

　手術前日の入院や、当日入院も増えている昨今。術前外来でほとんどの説明や検査をすませているため、手術直前におこなうケアはわずかです。

　一方で、**看護師の観察力と徹底したケアが求められるのが、術直後です。**多くの場合、容体が安定した状態で回復室から帰室しますが、帰室後に合併症を発症する可能性があります。

　手術後に多い合併症を念頭に置き、呼吸、循環、創部、ドレーンなど、全身をよく観察しましょう。**帰室直後は15分に1回、その後は30分〜1時間に1回というように、頻繁にラウンドして経過を見ます。**「このような異変が起きたら、すぐ医師に相談」というポイントも、理解しておきましょう。

③ 術直後のモニタリング＆ケア

意識、呼吸、循環など、基本のモニタリングを徹底

術直後は、心電図、パルスオキシメータ、尿道留置カテーテルをつけた状態。これらをよく観察するとともに、血圧、呼吸数、呼吸音、顔色など、全身をくまなくチェックして。
とくに痛みの強いタイミングなので、痛みのケアも大事。ここで痛みを我慢して過ごすと、循環・呼吸などにも悪影響があり、回復が遅れてしまう。

→ P96〜

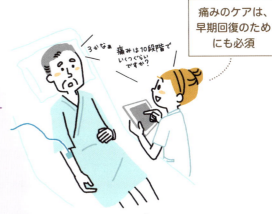

痛みのケアは、早期回復のためにも必須

④ 当日からの合併症予防ケア

早くに気づいて介入し、重症化させない。懸念事項は十分な引き継ぎを

呼吸器合併症、循環器合併症、術後出血などが起きていないかをよく見るとともに、合併症につながる徴候に目を光らせることも大切。ここでも大切なのが、バイタル確認、尿量の確認など、基本のアセスメントの徹底。カルテにも懸念事項を記載し、夜勤の看護師が継続してモニタリングできるようにしておく。

→ P116〜

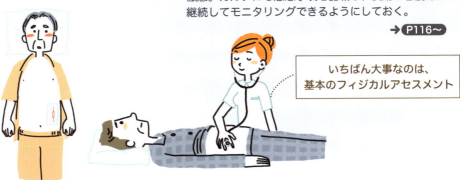

いちばん大事なのは、基本のフィジカルアセスメント

手術前の準備

手術直前のケア
前処置は必要最小限に。水分は数時間前までOK

現在では前日入院、当日入院のケースも増え、入院後の処置は多くありません。水分摂取の可否などを伝えたうえで、手術時間まで病室で待機してもらいます。

手術開始までの流れをつかんでおく

手術当日の流れの一例。パンフレットがあれば、あらかじめ渡しておくと、患者や家族の不安の軽減にもつながる。

起床

整容
歯磨きや洗面をすませてもらう

洗面やひげ剃りをすませ、化粧は落としてもらう。誤嚥性肺炎などのリスク低減のため、歯磨きも忘れずに。

更衣
弾性ストッキングの装着をサポート

手術衣に着替える。血栓症予防のため、弾性ストッキングも着用してもらう。必要なら装着をサポートし、シワなく正しく装着できているかを確認。

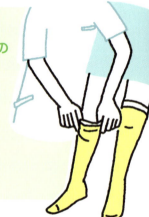

排泄
排便の有無を確認しておく

手術室に向かう前にトイレに行き、排泄をすませてもらう。排便の有無とその時間、量、性状、残便感などを確認。

水分摂取
長時間の絶飲はしなくていい

清澄水(せいちょうすい)ならば、術前2～3時間前くらいまでは、誤嚥や嘔吐の危険性がなく、安全に飲めるとされている。水や炭水化物含有飲料、脂質や食物繊維を含まないコーヒー、紅茶、ジュースなどが該当する。口渇感の軽減にもなる。

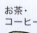
水

食物繊維や脂質を含まない飲みものを

お茶・コーヒー

経口補水液

除毛や腸の前処置は、必要なときだけに！

除毛はどうしても必要なときは、電気クリッパーや除毛クリームを用い、術直前または2時間以内におこなう。腸管処置、臍処理は、腹部の手術などで医師の指示がある場合におこなう。

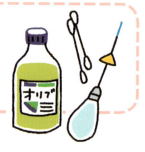

◆エビデンスに則った術前処置を

従来、術前には長時間の絶飲食が必要とされていました。しかし近年は、絶飲食期間を短縮しても、胃内容物逆流による誤嚥や嘔吐などの発症頻度に差はないことがわかっています。

日本麻酔科学会のガイドラインでは、術前2時間前までなら清澄水の飲用可とされています。手術内容にもよりますが、長時間の絶飲食は、脱水や術後回復遅延につながる危険性もあります。主治医の指示をもとに、現在のエビデンスに則った処置をおこないましょう。

◆本人、家族の不安をやわらげる

手術当日は、本人はもちろんのこと、家族も不安がいっぱいで緊張しているもの。精神的に落ち着いた状態で手術を受けられるようにするのも、看護師の重要な役割です。

まずは手術内容や退院までの流れを理解しているかどうか確認し、必要な情報を補いましょう。そして、患者の表情や言動をよく観察し、手術前の不安や葛藤を言語化できるよう支援します。話を傾聴するとともに、患者と家族がおだやかに過ごせる環境を整えることも大切です。

義歯などの除去

身のまわり品をはずしておく

義歯やかつら、補聴器、コンタクトレンズ、つけ爪、ヘアピン、ピアス、時計などはすべてはずす。患者の羞恥心に対する配慮を忘れずに。貴重品は家族などに管理を依頼。

> 装着物はすべてはずす

> 貴重品は家族などに保管してもらう

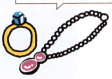

抗菌薬の点滴

> 血中濃度のピークが合うように投与

30～60分前に始めることが多い

SSI（手術部位感染）予防のために抗菌薬を投与。血中濃度のピークが執刀時に合うように、執刀開始の30～60分前に投与を開始することが多い。投与開始時間を伝え、在室していてもらう。

移動・移送

ストレッチャーは使わず歩くのが基本

歩行能力がある人にはストレッチャーや車椅子を使わず、手術室まで歩いてもらう。転倒に注意し、不安をやわらげる声かけを忘れずに。眼鏡を装着していれば入室後にはずす。

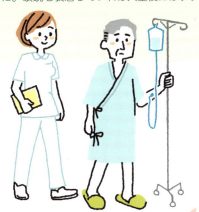

トラブルを防ぐため、引き継ぎは確実に！

名前、年齢、生年月日、疾患名、手術部位を、患者と複数の看護師で確認する。患者認識バンドの装着や手術部位のマーキング（左右など）も念入りに確認を。

- 病棟名、氏名、年齢、性別、疾患名
- サイン済みの同意書
- 当日のバイタルサイン
- 血液型、アレルギーの有無　など

手術直後のケア

手術直後の申し送り　術中経過をよく把握して、術後ケアにつなげる

手術中の看護は手術室看護師が担当しますが、このときの経過がわからないと、適切な術後ケアができません。術中の麻酔記録、看護記録をよく見て、ケアにいかしましょう。

◆術中経過から、要観察項目をつかむ

手術が無事に終了したら、まずは術中記録を確認。**術中の経過や看護に関する記録は、手術室の外回り看護師が担当します。**手術時の体位やバイタルサインの変動、水分出納、留置したドレーンの位置など、術後の看護にかかわる情報を、専用のデバイスを使って記録しています。

麻酔投与のタイミングや、投与した薬剤の種類、呼吸管理などの医療処置に関する情報は、麻酔科医がデバイスに記録しています。病棟看護師は電子カルテを使って、看護記録と麻酔記録をあわせてチェックします。

術後の呼吸管理や痛みの管理などに関する、医師の指示も確認します。術式や基礎疾患から考えられる懸念事項、継続して必要な観察項目などを、正確に把握してください。

◆想定外の事象がなかったか、よく聞いておく

術直後の看護では、患者の全身状態を観察・評価し、異常を早期発見して重篤化を防ぐことが重要です。そのためには、今後起こりえることを術中経過から想定して、看護計画を立てる必要があります。

術中記録の確認時には、想定外のことがなかったかをよく見ておきましょう。たとえば、腫瘍の転移や組織の癒着、大量出血などで、やむをえず術式を変更したりすることも。術式は予定どおりでも、呼吸や血圧、体温などに想定外の変動が生じたり、抜管時に異変が起きたりすることもあります。このような場合は、**術前からの看護計画を見直し、モニタリングの回数を増やします。**手術室での異変と処置を正確に把握し、その後の看護にいかしましょう。

手術時に起こりやすい異変を知っておこう

術中に以下のような問題がなかったかを確認し、術直後のケアにつなげる。

I 意識の異常

呼びかけに無反応
対光反射の消失　瞳孔不同　など

覚醒遅延がないかをまず確認。遅延時には脳梗塞、脳出血など、脳神経系の異常も疑われ、瞳孔不同などがそのサインとなる。

II 呼吸の異常

低酸素血症　無呼吸
人工呼吸器などのトラブル　など

人工呼吸器で呼吸管理がなされていても、麻酔による呼吸中枢の抑制、気道閉塞などの問題が起こることがある。

III 循環の異常

血圧低下　心拍数減少
不整脈　乏尿　など

麻酔による交感神経遮断、挿管・抜管時の刺激などで血圧や心拍数が変動。尿量も減る。不整脈、虚血などが起こることも。

IV 体温の異常

体温低下　発熱
悪性高熱症　など

麻酔の影響や不感蒸泄、発熱物質の刺激などで、体温の異常をきたしやすい。非常にまれだが、悪性高熱症が起こることも。

術中経過から、いまの全身状態を捉える

下記のようなデバイスで、チームで情報共有ができる。麻酔記録と看護記録の両方を確認しておくとよい。

麻酔記録

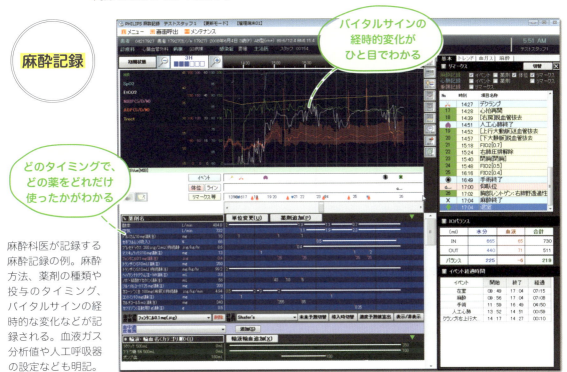

バイタルサインの経時的変化がひと目でわかる

どのタイミングで、どの薬をどれだけ使ったかがわかる

麻酔科医が記録する麻酔記録の例。麻酔方法、薬剤の種類や投与のタイミング、バイタルサインの経時的な変化などが記録される。血液ガス分析値や人工呼吸器の設定なども明記。

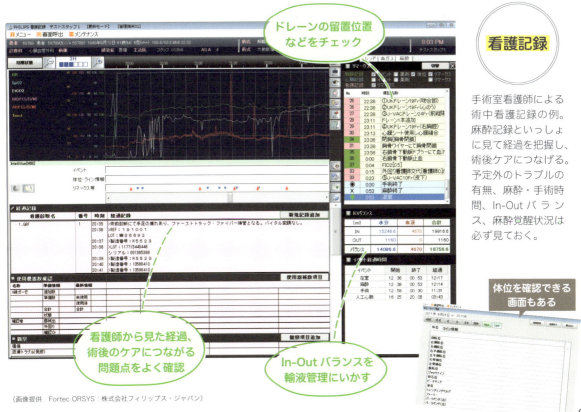

看護記録

ドレーンの留置位置などをチェック

手術室看護師による術中看護記録の例。麻酔記録といっしょに見て経過を把握し、術後ケアにつなげる。予定外のトラブルの有無、麻酔・手術時間、In-Outバランス、麻酔覚醒状況は必ず見ておく。

看護師から見た経過、術後のケアにつながる問題点をよく確認

In-Outバランスを輸液管理にいかす

体位を確認できる画面もある

(画像提供　Fortec ORSYS：株式会社フィリップス・ジャパン)

手術直後のケア

手術直後の準備
回復室での観察後に、一般病棟に移送する

手術後は回復室で、麻酔科医や手術室看護師が全身モニタリングをおこなうのが一般的です。患者の状態が安定し、病室に移すという連絡がきたら、準備を整えた病室に迎え入れます。

◆抜管にともなうリスクもある

手術が終わったら、麻酔薬の投与を中止し、麻酔薬の拮抗薬を投与。患者の覚醒を促します。通常は、患者の意識が回復し、バイタルサインが安定したら抜管をおこないますが、抜管には喉頭痙攣や気道閉塞など、重篤な合併症のリスクがあります。"抜管をおこなっても安全かどうか"を十分に観察・評価するとともに、エアウェイなどの気道確保の準備が不可欠です。

抜管後は一般に、手術室フロアに隣接した回復室（または集中治療室）に患者を移送します。手術直後の患者は、手術侵襲に加え、麻酔薬や筋弛緩薬の残存、痛みなどによって、全身状態が非常に不安定です。全身状態が安定するまでは、麻酔科医と手術室看護師が回復室で集中的にモニタリングし、治療や看護をおこないます。

抜管後、安全を確認してから、回復室に移される

Step1 抜管の計画

計 画
気道と一般的リスク因子の評価

気道のリスク因子
- 既知の困難気道
- 気道の悪化（外傷、浮腫、出血）
- 気道のアクセス制限
- 肥満／OSAS（閉塞性睡眠時無呼吸症候群）
- 誤嚥のリスク

一般的リスク因子
- 心血管系
- 呼吸器系
- 神経学的異常
- 代謝
- 外科的に特殊な要件
- 内科的に特殊な状態

Step2 抜管の準備

準 備
患者因子とその他因子の最適化

リスク層別化

低リスク
- 絶食済み
- 気道が損傷していない
- 一般的リスク因子なし

有リスク
- 酸素化が不確実にしかおこなえない
- 再挿管がおそらく困難
  かつ／または一般的リスク因子の存在

Step3 抜管移行

低リスク アルゴリズム　　有リスク アルゴリズム

Step4 抜管後のケア

回復室・ICU

まずリスク因子を評価して、喉頭鏡で気道の浮腫、出血、外傷、異物がないかを確認。その後、気道内・口腔内を十分吸引してから抜管する。抜管後、手術室からの移送基準としてはAldrete（アルドレート）スコアがある。

Aldreteスコア

呼吸	深呼吸と咳ができる	2
	呼吸困難、浅い息	1
	無呼吸	0
酸素飽和度	室内空気で92％以上	2
	90％以上保つのに酸素投与が必要	1
	酸素投与にもかかわらず90％以下	0
意識	完全に覚醒	2
	呼びかけで目覚める	1
	反応なし	0
血圧	術前の血圧±20mmHg 未満	2
	術前の血圧±20～50mmHg	1
	術前の血圧±50mmHgより高い	0
活動性	四肢を動かせる	2
	二肢を動かす	1
	動かない	0

9点以上あれば移送可能

（「Difficult Airway Society Guidelines for the management of tracheal extubation.」Popat M,et al. Anaesthesia より引用）

◆通常は1日目以降に病室に戻れる

医師の許可が出たら、回復室から通常の病室へ移ります。侵襲の大きな手術などでなければ、多くは術後1日目以降に病室に移ります。**病棟看護師は準備を整えた病室のベッド（またはストレッチャー）に、酸素ボンベ、点滴棒、ドレーンフック、ガーグルベースンなどを備えて、患者を迎えにいきます。**

移送の際は、患者の表情や呼吸、ドレーン、点滴、モニターなどの観察をつねに怠らないこと。覚醒したとはいえ、いつ急変してもおかしくない時期であることを忘れないでください。

帰室後にすみやかにケアができるよう、病室環境は前もって安全・清潔に整えておきます。**心電図モニターやパルスオキシメータ、フットポンプなど、医療機器の用意も忘れずに。**物品や機器は破損がないか、正しく作動するかをチェックしておきましょう。

病室のベッド、物品の準備をすませておく

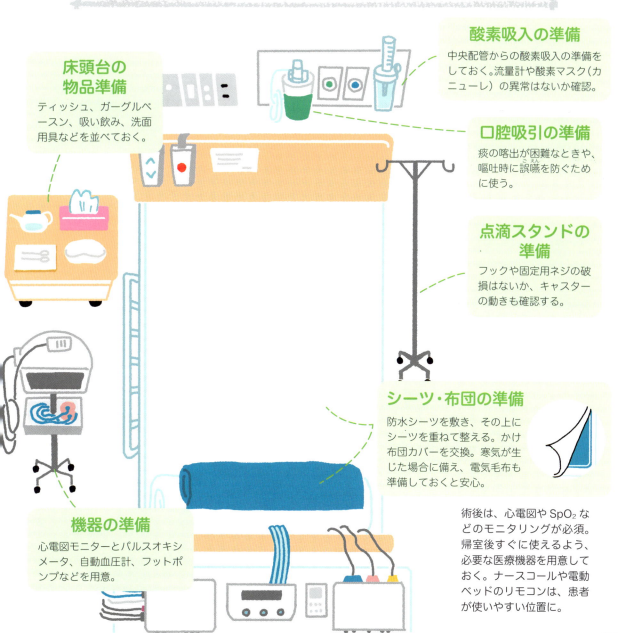

床頭台の物品準備
ティッシュ、ガーグルベースン、吸い飲み、洗面用具などを並べておく。

酸素吸入の準備
中央配管からの酸素吸入の準備をしておく。流量計や酸素マスク（カニューレ）の異常はないか確認。

口腔吸引の準備
痰の喀出が困難なときや、嘔吐時に誤嚥を防ぐために使う。

点滴スタンドの準備
フックや固定用ネジの破損はないか、キャスターの動きも確認する。

シーツ・布団の準備
防水シーツを敷き、その上にシーツを重ねて整える。かけ布団カバーを交換。寒気が生じた場合に備え、電気毛布も準備しておくと安心。

機器の準備
心電図モニターとパルスオキシメータ、自動血圧計、フットポンプなどを用意。

術後は、心電図やSpO₂などのモニタリングが必須。帰室後すぐに使えるよう、必要な医療機器を用意しておく。ナースコールや電動ベッドのリモコンは、患者が使いやすい位置に。

手術直後のモニタリング&ケア

1 意識　麻酔覚醒が遅れることも。呼びかけて反応の確認を

帰室した患者のアセスメントで、真っ先におこなうべきは、意識の確認です。
開眼しているか、名前を呼んだときにきちんと反応するかなどを見ていきます。

◆ 真っ先に確認すべきは、意識レベル

　回復室から病室に移ったら、酸素ボンベや点滴スタンド、間欠的空気圧迫装置などの医療機器を装着し、カテーテル類・排液バッグなどを固定します。

　まず確認するのは、患者の意識状態。呼名や指示、痛み刺激に対する反応を観察します。呼名などをくり返して、何とか開眼が認められるくらいの意識レベルだと、呼吸筋の弛緩により舌根沈下が起こり、気道が閉塞するおそれがあります。すぐに気道確保をおこなってください。

◆ 覚醒遅延に関わる要因をすべて見ていく

　意識レベルの低下時は、覚醒遅延を疑います。**覚醒遅延の原因は、大きく分けて3つ。「麻酔要因」「患者要因」「手術要因」です。**

　近年は代謝の速い麻酔薬が使用されていますが、代謝には個人差があり、麻酔薬の残存によって覚醒遅延が起こることも。とくに患者要因として、「高齢」「心機能低下」「腎機能低下」「肥満」などがリスクとなります。手術要因としては、侵襲が大きな長時間の手術、出血量の多い手術の後などに起こりやすいといわれています。

呼びかけをして、開眼や返事の有無を見る

呼名や指示などの刺激に対する反応から、意識レベルを評価する。

GCS (Glasgow Coma Scale)

1 開眼 (E) Eye opening	自発的に開眼する	4
	呼びかけで開眼する	3
	痛み刺激で開眼する	2
	開眼しない	1
2 最良言語反応 (V) Best verbal response	見当識の保たれた会話	5
	混乱した会話	4
	混乱した単語のみ	3
	理解不能の声のみ	2
	発語なし	1
3 最良運動反応 (M) Best motor response	命令に従う	6
	疼痛刺激を払いのける	5
	疼痛刺激に対する四肢の屈曲、頭皮反応	4
	疼痛刺激に対する四肢の異常屈曲（除皮質硬直）	3
	疼痛刺激に対する四肢の伸展（除脳硬直）	2
	まったく動かない	1

合計得点とE、V、Mの各得点を記録する（　　　　　　）

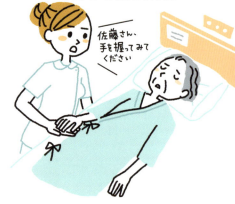

呼名や指示をして、開眼や返事を確認。反応がなければ、声を大きくしたり、肩にふれたりして刺激を与える。

開眼、言語反応、運動反応から意識レベルを評価する。JCS（Japan Come Scale）を使うことも。スコアが低ければ瞳孔の左右差や呼吸状態などをすべて調べ、必要なら再挿管を。

生理学的な異常から、覚醒遅延が起きていないかチェック

覚醒遅延は「麻酔要因」「患者要因」「手術要因」の3つに大別される。
麻酔要因として、以下のような変化が生じていないか確認しておきたい。

I 脳神経障害

 脳灌流低下による障害や、脳梗塞、脳出血が生じていない？

麻酔中の脳血流量低下が、術後の脳神経機能に影響することがある。手術中に血栓ができて脳梗塞を起こしたり、高血圧の既往がある患者では、脳出血を起こしている可能性も。瞳孔不同や対光反射の消失などが見られたら、すぐに頭部CTで確認。

II 体温の異常

 体温低下が原因で、脳神経の活動や臓器の機能が低下していない？

麻酔導入後は、体温が中枢から末梢へ移動し、体温が低下する（→P102）。この現象が著しく、低体温が長くつづいたりすると、脳神経や全身の臓器の働きが低下することがある。覚醒遅延時は体温を必ず確認し、正常範囲から逸脱していれば、医師にすぐ報告する。

III 血糖値の異常

 低血糖による意識障害、高血糖による昏睡に陥っていない？

低血糖は意識障害に直結する。長くつづくと不可逆的な脳機能障害をまねくため、ブドウ糖投与などの早急な対処が必要。また、高血糖やケトアシドーシスによる昏睡が起きている可能性もある。糖尿病患者で、術前の血糖コントロールが不良な例ではとくに注意する。

IV 酸塩基異常

 アシドーシスやアルカローシスが影響していない？

手術侵襲で血液が酸性に傾き、アシドーシスに陥りやすい。すると細胞内の代謝反応が十分に生じず、脳神経機能、代謝機能が低下しやすくなる。過換気により呼吸性アルカローシスに陥った場合も、覚醒遅延につながりかねない。動脈血ガス分析でpHなどをチェック。

V 電解質異常

 低Na血症が原因で意識レベルが低下していない？

覚醒遅延につながる電解質異常として代表的なのは、低Na血症。昏睡を引き起こすことがある。Naの値が135mEq/L未満なら、バイタルサインをチェックし、背景に高血糖や脱水、脳浮腫がないかも確認。原因に応じて、輸液による補正などの対処を検討する。

VI 換気の異常

 低換気のために、覚醒が妨げられていない？

麻酔薬、筋弛緩薬の排泄に時間がかかり、換気機能が障害されているおそれもある。呼吸パターン、呼吸音とともに、PaO_2や$PaCO_2$の値を見て、低酸素血症、高二酸化炭素血症に陥っていないかを確認。過換気の場合は、痛みの影響がないかもあわせてチェック。

生理学的な要因がないかひとつひとつ確認していく

先輩ナースのアドバイス

覚醒後の興奮にも注意して！

麻酔覚醒の直後に、興奮状態に陥る場合もあります。とくに侵襲の大きな手術や脳神経系の手術後、認知症患者などでは注意が必要。痛みが誘因となることもあるので、痛みのケアを十分におこないます。

手術直後のモニタリング&ケア

2 呼吸
呼吸数、深さ、リズムとともに酸素投与量を確認

意識の次は、呼吸を確認。パルスオキシメータの数値をチェックするだけでは不十分。呼吸数、呼吸パターン、音の異常を確認し、正確なアセスメントをしましょう。

◆手術後も麻酔薬などの影響がつづく

麻酔薬、筋弛緩薬の投与を終えても、その影響はすぐにはなくなりません。とくに肝機能障害や呼吸器疾患のある患者では、薬が残りやすい傾向があり、術後数時間たってから気道閉塞が起こることもあります。呼吸状態が悪化していないかを頻繁に確認してください。

舌根沈下などによる上気道狭窄では、呼吸音の異常、努力性呼吸などが重要なサインです。

呼吸抑制の有無は、呼吸数、深さ、リズム、SpO_2からチェックします。注意したいのは、SpO_2が100%でも低酸素血症の場合があること。SpO_2は、PaO_2が98Torr以上なら100%となるため、酸素化の悪化が見逃される場合があります。SpO_2の値だけに頼らないようにしてください。

呼吸パターンをまず見て、SpO_2とあわせて判断

まずは呼吸パターンをチェック

☑ 呼吸抑制は起きていない？
麻酔の影響が残っていることも。呼吸数が減っていないか確認

フェンタニル®などの麻酔使用後はとくに、呼吸抑制が起きやすい。1分間あたりの呼吸数を数え、低下していないかどうか見てみよう。SpO_2には反映されにくい早期のタイミングで、異常を発見できる。

☑ 上気道狭窄は見られない？
シーソー呼吸にとくに注意！吸気時の胸の動きをよく見る

吸気時に前胸壁が持ち上げられ、上腹部がへこむ「シーソー呼吸」や、ゴロゴロ、ヒューヒューという異常な呼吸音、いびきなどがないかチェック。術直後は、動脈血ガス分析で$PaCO_2$を確認しておくことも大事。

SpO_2の値もチェック

パルスオキシメータの数値は、経皮的にわかる範囲での、SO_2の近似値。体温やpHに異常があると、酸素分圧（PaO_2）との関係を示す曲線が左方や右方に移動するため、全身状態とあわせて確認する。

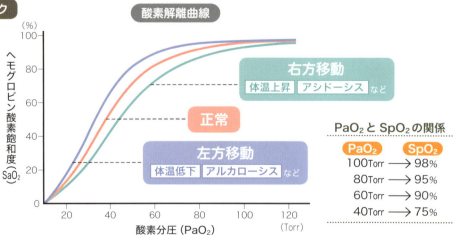

酸素解離曲線

右方移動　体温上昇　アシドーシス　など
正常
左方移動　体温低下　アルカローシス　など

PaO_2とSpO_2の関係

PaO_2	SpO_2
100Torr	→ 98%
80Torr	→ 95%
60Torr	→ 90%
40Torr	→ 75%

呼吸数や呼吸リズムの異常例を知っておこう

帰室直後は15分ごとに、その後は30分～1時間ごとに観察・ケアをおこなうのが一般的。下記のような呼吸パターンの異常に注意する。

項目		状態	呼吸の型	症状出現時の状況・代表疾患
正常		成人：12～18回／分、1回換気量500mL程度、規則的		
呼吸数と深さの異常	頻呼吸	深さは変わらないが呼吸数が増加する（25回／分）		発熱、肺炎、呼吸不全、代償性呼吸性アルカローシスなど
	徐呼吸	深さは変わらないが呼吸数が減少する（12回／分）		頭蓋内圧亢進、麻酔・睡眠薬投与時など
	多呼吸	呼吸数・深さともに増加する		過換気症候群、肺塞栓など
	少呼吸	呼吸数・深さともに減少する		死亡直前、麻痺
	過呼吸	呼吸数は変わらないが深さが増加する		神経症、過換気症候群
	無呼吸	安静呼気位で呼吸が一時的に停止した状態		睡眠時無呼吸症候群
リズム異常	チェーン-ストークス呼吸	呼吸の深さが周期的に変化する。数秒から十数秒の無呼吸のあと、徐々に呼吸が深くなり、過呼吸からまた浅い呼吸を経て無呼吸へというサイクルをくり返す		脳出血、脳腫瘍、尿毒症、重症心不全
	クスマウル呼吸	深くゆっくりとした規則的な呼吸が発作性に見られる		糖尿病性ケトアシドーシス
努力呼吸	鼻翼呼吸	気道を少しでも広げようと鼻翼が張って鼻孔が大となり、咽頭を下に大きく動かすように呼吸する		重篤な呼吸不全
	下顎呼吸	口や下顎をパクパクして必死に気道を広げ、空気を体内にとり入れようと呼吸する		死亡直前、重篤な呼吸不全

（『フィジカルアセスメント完全ガイド 第2版』藤崎 郁、学研メディカル秀潤社より作成）

酸素吸入時の流量と、酸素濃度のめやすを覚える

酸素投与の方法、使用するデバイスによって、吸入濃度が異なる。

高流量酸素システム
1回換気量にかかわらず、24～50％の吸入酸素濃度を維持できる。吸入にはベンチュリマスク、ネブライザー式酸素吸入器などを使用。

低流量酸素システム
鼻カニュラ、簡易酸素マスクなどを使用。1回換気量によって吸入濃度が変わるため、低換気の患者では吸入濃度が上昇する点に注意。

リザーバシステム
マスクや鼻カニュラを経由し、リザーババッグ内の酸素を吸い込むしくみ。高濃度の吸入となるため、意識混濁などの異変に注意する。

鼻カニュラ		簡易酸素マスク		開放型酸素マスク		オキシアーム®			100％酸素流量（L／分）	吸入酸素濃度（％）
100％酸素流量（L／分）	吸入酸素濃度（％）	100％酸素流量（L／分）	吸入酸素濃度（％）	100％酸素流量（L／分）	吸入酸素濃度（％）	100％酸素流量（L／分）	吸入酸素濃度（％）			
1	24	5～6	40	3	40	1	21～27		6	60
2	28	6～7	50	5	50	2	28～31		7	70
3	32	7～8	60	10	60	4	32～35		8	80
4	36					6	36～39		9	90
5	40					8	40～43		10	90～
6	44					10	42～47			

（『酸素療法マニュアル』日本呼吸ケア・リハビリテーション学会 酸素療法マニュアル作成委員会／日本呼吸器学会 肺生理専門医委員会編、メディカルレビュー社より作成）

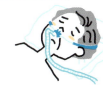

手術直後のモニタリング&ケア

3 循環 バイタルサイン、心電図、尿量を必ず見る

循環動態の確認は、バイタルサイン、In-Outバランス、心電図など多岐にわたります。術後出血によるショックや、不整脈、心筋虚血などの徴候を見逃さないようにしましょう。

◆**術後は血圧変動や徐脈が起きやすい**

術後の循環動態は不安定。麻酔薬残存による循環抑制のほか、血管拡張、痛みによる血圧と心拍数の上昇が見られます。バイタルサインを頻繁に確認してください。帰室後は15分に1回、状態が安定したら30分、1時間、2時間と間隔をあけていきます。血圧は点滴ラインを挿入していない側で測定。四肢の動脈触知もおこないます。

麻酔薬の影響、体液バランスや電解質異常などのさまざまな原因で、術後に不整脈が起こることもあります。心室細動のように命にかかわる不整脈を起こすこともあり、それぞれの対処法を知っておくことが大切です。虚血の可能性もあり、ST部分の観察も必要。異変に気づいたら医師に報告し、12誘導心電図で確認します。

◆**循環動態を経時的にチェック**

術直後は循環血液量が減少することが多いもの。術後出血などを早期に発見するためには、基本のバイタルサインの確認とともに、In-Outバランスのモニタリングが欠かせません。尿量の最低限のめやすとして、0.5mL/kg/時が得られているかを確認してください。右上の図のように、輸液量とあわせて、尿量などを経時的に追っていくと、経過の判断に役立ちます。

循環血液量が減少する一方で、全身のエネルギー消費量が増え、酸素消費量も増大するのが、術直後の特徴。十分な酸素が得られないと、ショックに陥ることも。全身状態の観察を怠らず、頻脈や徐脈、チアノーゼ、尿量減少などのサインを見逃さないようにします。

バイタルサインと水分出納を経時的に追う

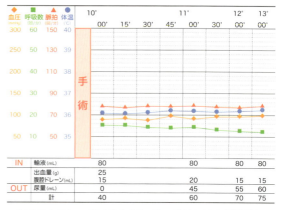

上記のように、バイタルとIn-Outバランスを経時的に追っていく。In-Outバランスを見るときは、不感蒸泄や代謝水、細胞間質への移行など、実測できない部分も考慮し、過剰輸液になっていないかに注意する。

ショック症状は、血圧低下だけじゃない

血圧低下と、小項目の3つ以上に該当する場合に、ショックと診断される。心拍数や脈拍、尿量などを見ておくことで、早期に気づける。

ショックの診断基準

1 血圧低下 収縮期血圧　90mmHg以下
　・平時の収縮期血圧が150mmHg以上の場合：
　　平時より60mmHg以上の血圧下降
　・平時の収縮期血圧が110mmHg以下の場合：
　　平時より20mmHg以下の血圧下降

2 小項目
①心拍数100回/分以上
②微弱な脈拍
③爪床の毛細血管のリフィリング遅延
　（圧迫解除後2秒以上）
④意識障害（JCS2桁以上またはGCS10点以下）、不穏、興奮状態
⑤乏尿・無尿（0.5mL/kg/時以下）
⑥皮膚蒼白と冷汗、または39℃以上の発熱
　（感染性ショックの場合）

（「ショック」鈴木 昌、日本内科学会雑誌より引用）

当日は、心電図波形の異変にも目を配る

心電図の見かたを再確認し、どのタイプの不整脈かに気づけるようにする。

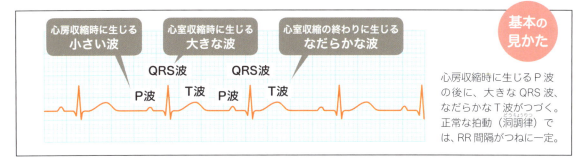

基本の見かた

心房収縮時に生じる P 波の後に、大きな QRS 波、なだらかな T 波がつづく。正常な拍動（洞調律）では、RR 間隔がつねに一定。

頻度の高い不整脈

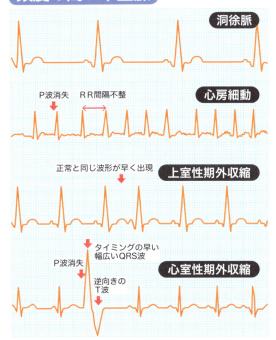

術後に多い洞徐脈は、心拍数が 50 回／分以下まで低下した状態。期外収縮では、ところどころ脈が速くなり、波形に変化が生じる。頻脈性不整脈として多い心房細動では、P 波がなく、不規則なこまかい波（f 波）を描く。

心筋虚血

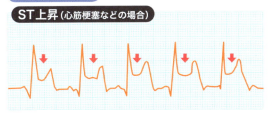

QRS 波につづく ST 部分が、基線上からはずれて上昇または下降しているときは、心筋虚血が疑われる。術前の心電図と比較すると異変に気づきやすい。

危険な不整脈

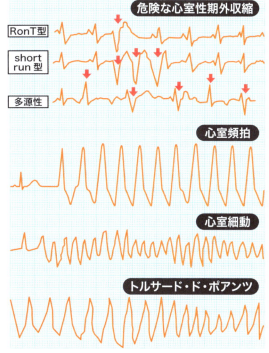

心室性期外収縮では、上記 3 タイプがとくに危険。心室細動は、P 波、QRS 波、T 波がなく不規則な波形を描くもので、トルサード・ド・ポアンツは一過性の心室細動のこと。いずれも除細動などの救命処置を要する。

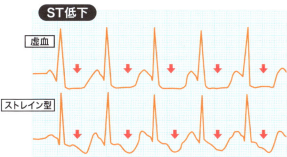

手術直後のモニタリング&ケア

4 体温 低体温改善のための「シバリング」に注意

全身麻酔下で手術を受けると体温は低下します。術後は、体温をもとに戻す生体の働きで寒気やふるえが生じることも。体温のモニタリングと、不快感をやわらげるケアが必要です。

◆術中・術直後はセットポイントが変わる

通常、人間の体温（中枢温）は、「37℃± 0.2〜0.3℃」で設定されており、環境温度にかかわらず、この範囲内になるよう、脳の視床下部で調節されています。この中枢温の設定を「セットポイント（閾値間域）」といいます。

術中は、麻酔薬で視床下部の働きが抑制されるため、セットポイントは 34〜38℃と広がります。しかし、麻酔から覚醒すると、体温調節機構はもとどおりに働くようになります。

さらに脳は、手術侵襲による免疫反応を増強させようと、セットポイントを 39℃前後と高めにします。そこで起こってくるのが「シバリング」です。

術中は低体温になり、術後は発熱を起こしやすい

麻酔によってセットポイントが変化するため、麻酔覚醒後は、シバリングや発熱の原因を確かめたうえで対処する。

手術時

第Ⅰ相〈熱の再分布〉

麻酔導入後30分で体温が一気に下がる

麻酔薬の作用で血管が急激に拡張すると、熱が中枢から末梢へ移動する（熱の再分布）。その結果、麻酔導入後 30 分で 0.5〜1.5℃体温が低下する。

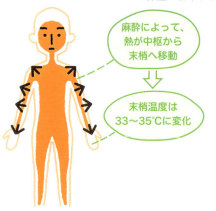

麻酔によって、熱が中枢から末梢へ移動
↓
末梢温度は33〜35℃に変化

第Ⅱ相〈閾値間域の下方偏位〉

2〜3時間かけてゆっくりと低下する

麻酔薬の作用で末梢血管収縮が抑制されるとともに、ふるえによる熱産生も抑制される。体温は、2〜3時間で1.5℃ほどゆっくり低下する。

第Ⅲ相〈体温調節反応〉

33〜35℃の中枢体温で一定に保たれる

末梢血管の収縮が出現し、熱喪失と熱産生のバランスがとれるようになる。中枢温は 33〜35℃前後で、ほぼ一定に保たれる。

麻酔によって閾値間域が変わる！

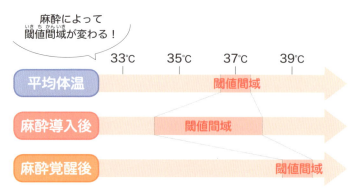

◆保温や鎮痛でシバリングを予防

　シバリングは、ブルブル、ガタガタという"ふるえ"で熱を産生し、体温を一気に上げようとする反応です。酸素消費量を増加させて心筋虚血や致死性不整脈をまねくおそれがあるため、注意が必要です。シバリングを防ぐには術中から体温低下を防ぐことが重要。**術後も室温設定（26〜28℃）に留意し、毛布などで保温に努めます。**ケアの際は、バスタオルなどで皮膚の露出を最低限にする配慮も必要です。

　また、術後の痛みもシバリングを生じる要因のひとつ。PCA（自己調節鎮痛法）の指導とともに、「痛みは我慢しなくてよい」こともしっかり説明しましょう。なお、シバリングが起こったときは酸素投与をおこないます。

◆術後の発熱には、原因に応じたケアを

　前述のように、手術侵襲により、セットポイントが上昇するため、術後は発熱を起こしやすくなります。術後48時間以内の発熱を「**術後発熱**」といい、**能動的高体温（発熱）と受動的高体温（異常高体温）に大別されます。**

　能動的高体温は、感染、手術侵襲、アレルギー反応などで生じるもの。感染の場合、多くは術後数日たってから起こります。**原因によって対処法が異なるため、むやみに冷却してはいけません。**主治医の指示に従ってケアします。

　受動的高体温は、体温が閾値間域より高くなっている状態です。重症度の高い悪性高熱症もこの一種で、手術を中止するなどの対処を要します。

術後

シバリング
ふるえによって熱を上げようとする

不随意の骨格筋の振動をシバリングといい、厳密には下記の2タイプがある。シバリングによる産生で体温は上がる。

体温調節性シバリング
麻酔覚醒後、患者の中枢温がシバリング閾値を下まわるために起こる。血管収縮をともなう。

非体温調節性シバリング
中枢温にかかわらず起こるシバリング。痛みや発熱物質の放出などの関与が考えられている。

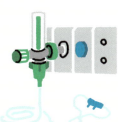

能動的高体温
〈発熱〉

原因不明のまま冷却してはダメ

感染や手術侵襲、外傷、アレルギー反応、異型輸血などが原因。免疫反応としての発熱に冷却は不要のため、原因に応じて対処を。

受動的高体温
〈異常高体温〉

閾値間域のズレで起こる

内因性物質の刺激による発熱とは異なり、体温がセットポイントより高い状態をさす。「病的異常高体温」と「医原性高体温」がある。

病的異常高体温

原因疾患を治療して冷却

悪性高熱症、甲状腺機能亢進症、褐色細胞腫などが原因。原因疾患の治療とともに、冷却をおこなう。

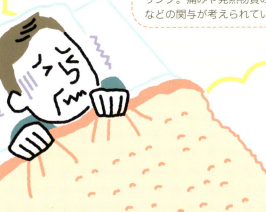

手術直後のモニタリング&ケア

5 創部・ドレーン
術後出血に注意し、排液量と性状も観察

術直後からの創部・ドレーンの管理で心配なのは、出血が起きていないかどうか。
創部からの出血があるとき、血性の排液が多く出ているときは、早急に対処しなくてはいけません。

◆創部の状態を術中情報とあわせてチェック

　帰室直後のタイミングは、創傷治癒過程の止血期〜炎症期にあたります。傷ついた組織に好中球などが集まって血栓が形成され、止血が進む段階。各種サイトカインによる炎症反応も起きています（→P22）。創部の観察時は、出血の有無、浸出液の量・性状のほか、発赤、腫脹、熱感、痛みなどがないかも見ておきましょう。

　このときに重要なのが、術中の出血量、輸血の有無を頭に入れておくこと。血液検査の結果も重要です。出血量があるときは、Hb（ヘモグロビン）、Ht（ヘマトクリット）が減少していないか、PT（プロトロンビン時間）などの凝固系が正常かを確認。発赤や腫脹があれば、WBC（白血球数）などの数値で炎症反応を見ます。

　異変がなければ、ドレッシング材はそのままで。湿潤・閉塞環境を保ち、治癒を促します。

◆ドレーン挿入部の出血、腫れなどはない？

　ドレーンの観察では、まず留置部位と目的を把握してください。医師の指示を確認し、排液バッグの高さ、陰圧の必要性なども把握しておきます。そのうえで、挿入部からの出血がないかを確認しましょう。創部と同様に、発赤、熱感、腫脹などがないかも見ておきます。

　排液の観察では、経時的な変化が重要。たとえば色が薄くなったのち、再び血性度の高い排液が認められた場合は、術後出血が疑われます。検査結果や症状とあわせて判断しましょう。

　固定状況の観察も忘れずにおこないます。屈曲やねじれがないか、適切にドレナージできているかを確かめてください。予定外抜去時は、フィルムなどで挿入部を圧迫し、医師に報告を（→P140）。途中まで抜けているときは、何cm挿入されているか確認して医師に報告します。

術中出血量などとあわせて創部をチェック

創部をただ観察するのでは不十分。術中にどの程度の出血があったか、治療の遅れにつながる検査値異常がないかなどを把握して、観察とケアにいかす。

I 術中出血量＆輸血の有無を把握

手術中の出血量を麻酔記録の画面から確認する。輸血をおこなった場合は、自己血なのか赤血球輸血などかを確認し、量も把握。創の観察とケアだけでなく、循環動態の確認、輸液管理のためにも必須の情報だ。

In-Outの出血の欄を見る

II 血液検査の結果をチェック

Hb、Ht、RBC（赤血球数）などの赤血球関連の数値や、PLT（血小板数）が減少していないかを確認。炎症はWBC（白血球数）を参考に。凝固系の数値が低下し、創傷治癒の妨げとなっていないかも見ておく。

III 術直後の創部を観察

実際の創部の状態を、ドレッシング材の上から観察。出血が多ければ医師に報告する。浸出液が出るのは正常な治癒過程だが、翌日以降の感染徴候を見落とさないためにも、量と性状を確認しておく。

創部の出血、ドレーンの排液をあわせてチェック

帰室後にまず挿入部などを確認し、その後も1～2時間に1回は挿入部と排液を確認する。
感染が起こるのはもう少し後なので、この段階では挿入部の出血の有無や、固定状況をしっかり観察することが大事。

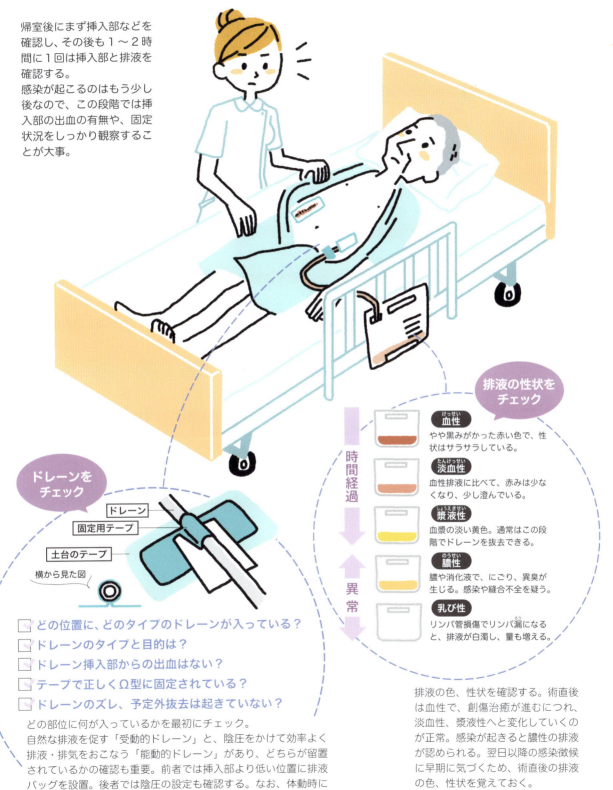

ドレーンをチェック

- ドレーン
- 固定用テープ
- 土台のテープ
- 横から見た図

☐ どの位置に、どのタイプのドレーンが入っている？
☐ ドレーンのタイプと目的は？
☐ ドレーン挿入部からの出血はない？
☐ テープで正しくΩ型に固定されている？
☐ ドレーンのズレ、予定外抜去は起きていない？

どの部位に何が入っているかを最初にチェック。自然な排液を促す「受動的ドレーン」と、陰圧をかけて効率よく排液・排気をおこなう「能動的ドレーン」があり、どちらが留置されているかの確認も重要。前者では挿入部より低い位置に排液バッグを設置。後者では陰圧の設定も確認する。なお、体動時にテープがずれるおそれがあるので、固定状況も経時的に観察を。

排液の性状をチェック

時間経過 ↓ ↑ 異常

血性（けっせい）
やや黒みがかった赤い色で、性状はサラサラしている。

淡血性（たんけっせい）
血性排液に比べて、赤みは少なくなり、少し澄んでいる。

漿液性（しょうえきせい）
血漿の淡い黄色。通常はこの段階でドレーンを抜去できる。

膿性（のうせい）
膿や消化液で、にごり、異臭が生じる。感染や縫合不全を疑う。

乳び性
リンパ管損傷でリンパ漏になると、排液が白濁し、量も増える。

排液の色、性状を確認する。術直後は血性で、創傷治癒が進むにつれ、淡血性、漿液性へと変化していくのが正常。感染が起きると膿性の排液が認められる。翌日以降の感染徴候に早期に気づくため、術直後の排液の色、性状を覚えておく。

手術直後のモニタリング&ケア

6 痛み 痛みの強さや性質をチェック。鎮痛薬は積極的に使う

術後の痛みは、患者にとって苦痛そのもの。痛みを我慢していると回復も遅れます。痛みの強さを確認し、少しでも痛いと感じたら痛み止めを使うよう促します。

◆侵害受容性の強い痛みが生じる

手術侵襲を受けると、損傷した組織からの化学的刺激によって、侵害受容器が刺激されます。内因性の発痛物質や炎症性メディエーターも、侵害受容器を刺激します。**このような生体反応により、麻酔覚醒直後は強い痛みに襲われます。**

一般に、創が大きく深いほど痛みが強くなります。ドレーン留置にも痛みをともない、ドレーンの数が多いほど痛みが強くなる傾向があります。

◆術中から継続的に、痛みをケアする

麻酔覚醒後の強い痛みを防ぐため、痛みのケアは、術中から継続的におこなわれます。

術中の痛みには、麻酔薬のレミフェンタニルなどが有効。さらに手術終了時に、長時間作用型の麻酔薬、オピオイドなどを併用し、痛みを継続的にコントロールします。**手術時に挿入した硬膜外カテーテルを用いるほか、オピオイドの静脈投与が選択されることもよくあります。**

術直後の痛み止めの投与法は、おもに2タイプ

痛みの種類・程度などを考慮して投与法が選択される。最近では麻酔科医、看護師、薬剤師、臨床工学技士などからなるAPS（Acute Pain Service）チームと連携し、痛みに対応することも。

I 硬膜外投与

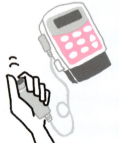

体動時の痛みも抑えられる
手術時に挿入した硬膜外（こうまくがい）カテーテルから、局所麻酔薬やオピオイドを投与する。鎮痛効果が高く、体動時の痛みもコントロールしやすい。副作用は局所麻酔薬中毒、悪心・嘔吐、尿閉、硬膜外血腫など。患者が自分でボタンを押す「硬膜外自己調節鎮痛法（PCEA）」を活用することも多い。

II 静脈投与

オピオイドのほか、NSAIDs（エヌセイズ）を使うことも
薬剤を直接静脈に投与する方法で、効果発現が早い。強い鎮痛作用をもつオピオイドが用いられることが多いが、硬膜外鎮痛法だけでは効かないときに、NSAIDsやアセトアミノフェンを静脈投与することもある。患者が自分で投与ボタンを押す「経静脈的自己調節鎮痛法（IV-PCA）」を併用することも多い。

オピオイド使用中に多い副作用とともに、副作用発現時の代表的な対処法を知っておこう。

オピオイドの副作用をチェック

眠気／呼吸抑制	● 基礎持続投与を減量、あるいは中止 ● ナロキソンを0.02〜0.4mg
嘔気・嘔吐	● ドロペリドールを0.25〜1.25mg ● メトクロプラミドを10〜20mg ● ナロキソンを0.25μg/kg/時
掻痒感（そうようかん）	● ドロペリドールを15μg/ モルヒネ1mg ● ジフェンヒドラミンを10〜50mg ● ナロキソンを0.02mg
排尿障害	● 導尿 ● ナロキソンを0.01mg/kg/時 ● IV-PCAの中止を検討

（「IV-PCAに伴う副作用対策」若崎るみ枝・櫻井静佳・柴田志保・比嘉和夫、日本臨床麻酔学会誌より作成）

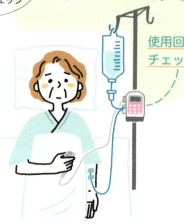

使用回数や残量もチェックして

自己評価を基準に、バイタルサインもよく見る

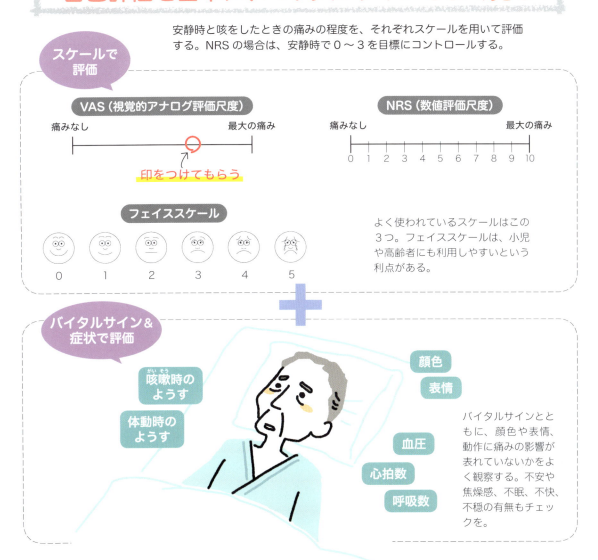

安静時と咳をしたときの痛みの程度を、それぞれスケールを用いて評価する。NRSの場合は、安静時で0～3を目標にコントロールする。

よく使われているスケールはこの3つ。フェイススケールは、小児や高齢者にも利用しやすいという利点がある。

バイタルサインとともに、顔色や表情、動作に痛みの影響が表れていないかをよく観察する。不安や焦燥感、不眠、不快、不穏の有無もチェックを。

◆痛み止めは、早期から十分な量を

痛みが強いと、呼吸抑制が生じたり、血圧が変動したりするおそれがあります。早期離床の妨げにもなります。十分な量の痛み止めを用いてコントロールすることが大切です。

適切な鎮痛が早期回復につながることを患者に説明し、痛みがあれば、遠慮したり我慢したりせずに伝えるよう促しましょう。**PCA（自己調節鎮痛法）を術直後からおこなっている場合は、まず使いかたを説明し、痛むときにはすぐにボタンを押してもらいます。**それでも痛みが治まらなければ、主治医に報告、相談をします。

◆どこがどう痛むのかも把握する

痛みは、患者本人にしかわかりません。侵襲の小さな手術だから、痛みが小さいともかぎりません。痛みの種類や程度によって鎮痛方法が異なるため、どこがどのように痛むのか、ていねいに問診してください。開胸手術後などは、侵害受容性の痛み以外に、神経因性の痛みもよく見られます。

痛みの強さはスケールで評価するとよいでしょう。**とくに術後24時間は強い痛みがつづくため、こまめに痛みの評価をおこない、十分にコントロールできているかをチェックします。**

手術直後のモニタリング&ケア

7 皮膚　体位固定による褥瘡の徴候がないかを見る

手術時は同一体位で過ごすため、皮膚が圧迫され、褥瘡のリスクが高まります。
長時間の手術後や、褥瘡リスクの高い高齢者ではとくに、皮膚のアセスメントが欠かせません。

◆赤みが少しでもあれば、圧を避ける

　術中の皮膚トラブルの有無は、手術室看護師がチェックしてくれています。申し送りを受けたら現状を確認しましょう。少しでも赤みがあれば、褥瘡リスクありと考えてください。

　褥瘡リスクのある例では、体圧分散マットレスを使用します。発赤部位への圧迫を避けながら、できれば2時間ごとに体位変換を。皮膚の発赤、乾燥、浸軟、損傷、皮下出血などはないか、術前と比較しながら観察してください。1日1回は弾性ストッキングをはずし、かかとも忘れずに観察。異常があれば、外用剤やポリウレタンフィルムなどのドレッシング材を用います。

◆褥瘡以外のスキントラブルも見逃さない

　皮膚トラブルは褥瘡だけではありません。周術期では、さまざまな医療機器を使用します。これらの圧迫によって生じる創傷も、「MDRPU（医療関連機器圧迫創傷）」として、日本褥瘡学会のケア要件に含まれています。

　「スキン-テア」にも要注意。摩擦やずれによって生じる皮膚の裂傷で、強い痛みをともないます。たとえば「絆創膏やテープをはがすときに皮膚が裂けた」「体位変換時に支持していた皮膚が裂けた」などが該当します。いずれも皮膚が薄くもろい高齢者に起こりやすいもの。発症メカニズムを理解し、予防に努めてください。

圧迫された部位に、発赤がないかチェック

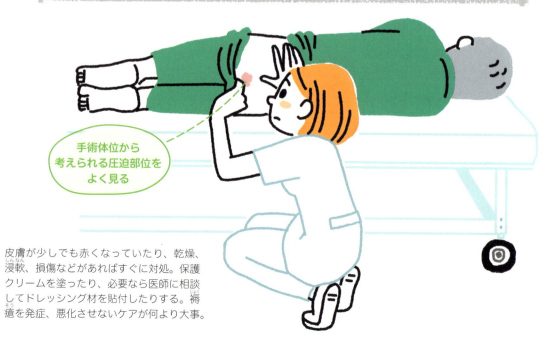

手術体位から考えられる圧迫部位をよく見る

皮膚が少しでも赤くなっていたり、乾燥、浸軟、損傷などがあればすぐに対処。保護クリームを塗ったり、必要なら医師に相談してドレッシング材を貼付したりする。褥瘡を発症、悪化させないケアが何より大事。

術後の体位の工夫で、皮膚と全身の負担を減らす

通常は自分で寝返りして過ごしてもらうが、体動困難で褥瘡リスクがある場合は、
看護師が体位変換を。体位ごとのメリットとデメリットを理解しておこう。

Ⅰ 水平仰臥位

もっとも一般的な体位で、循環系への影響が少ない。褥瘡の好発部位は仙骨部、踵骨部など。ときどき側臥位に変えるなどして予防する。

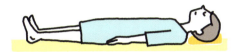

Ⅱ セミファウラー位／ファウラー位

横隔膜運動がしやすく、換気障害の予防につながる体位。臀部の皮膚が圧迫されやすいため、発赤などがないかをチェックする。

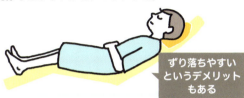

ずり落ちやすいというデメリットもある

Ⅲ 側臥位

排痰や胸腔ドレーンの排液を促すのに有効。誤嚥しにくいという利点もある。下になった側の腕、下肢が圧迫されやすいので、皮膚の確認を。

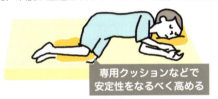

専用クッションなどで安定性をなるべく高める

Ⅳ 30度側臥位

褥瘡予防に有効とされる体位で、仰臥位、側臥位両方のメリットが得られる。クッションで安定させることが多いが、安定性は高くない。

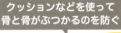
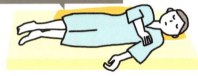

クッションなどを使って骨と骨がぶつかるのを防ぐ

（「ベッドサイドでの処置　術後の体位変換と早期離床」阿部真也ほか、外科治療より作成）

医療機器による創傷「MDRPU」にも注意して

下記のほか、電気メスや手術用体位固定用具、ギプス・シーネ（点滴固定用含む）、気管内チューブ、下肢装具なども MDRPU の原因に。

弾性ストッキング＆フットポンプ

上端の皮膚を損傷することがある

ストッキングのシワやよじれ、上端の丸まりが生じる部位や、フットポンプの上端があたる部位や圧迫されやすい骨突出部に生じやすい。

くるぶしやかかとの骨突出部も見ておく

酸素マスク

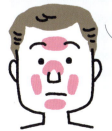

皮下組織の薄く、皮膚直下に骨がある部位や、よく動く部位に生じやすい。前額部や鼻梁・鼻周囲、頬、下顎部など。頸部や前胸部も注意。

マスクやストラップの接触部が赤くなる

尿道留置カテーテル

尿道粘膜皮膚移行部や外陰部で、カテーテルと接触する部位に生じやすい。尿道口付近のほか、男性では陰茎陰嚢角部にも注意して。

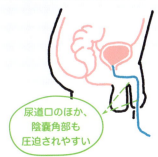

尿道口のほか、陰嚢角部も圧迫されやすい

手術直後のモニタリング&ケア

8 血糖値&電解質
低血糖や高血糖、電解質異常がないかを見る

術後に血糖値が変動することもあり、経時的なモニタリングが欠かせません。
電解質バランスの異常も、ショックなどの重篤な症状につながるため、注意が必要です。

◆血糖値は高すぎても低すぎてもダメ

術後は神経内分泌反応によって、高血糖が起こってきます（外科的高血糖または外科的糖尿病）。高血糖は創傷治癒遅延や免疫力低下につながり、感染リスクを増大させます。そのため、厳密な血糖コントロールが必要になります。

ただし、目標血糖値が低すぎても、重篤な低血糖をまねき、総死亡率を増加させることがわかっています。明確な基準はありませんが、**現在は複数のガイドラインで、140～180mg/dLが目標血糖値とされています**。具体的な目標血糖値は、医師が患者の既往などにもとづいて、症例ごとに判断します。

非糖尿病患者の血糖値も十分に管理

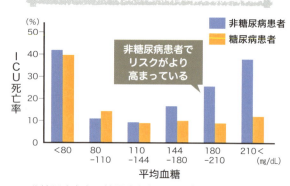

非糖尿病患者は糖尿病患者より、高血糖領域でのICU死亡リスクが高いという報告もある。糖尿病でなくても、血糖値のモニタリングは必須。

（「Blood glucose concentration and outcome of critical illness : the impact of diabetes.」Egi,M,Bellomo R,Stachowski E,et al. Critical Care Medicine／「糖尿病患者の周術期管理」江木盛時、日本臨床麻酔学会誌より引用）

高血糖症状、低血糖症状とその影響を知っておく

術後の高血糖、低血糖時の症状を頭に入れておき、異変にすぐに気づけるようになろう。

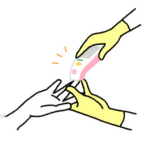

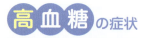の症状

神経内分泌反応で血糖値が上がる

術直後は、コルチゾールをはじめとする各種ホルモンが分泌される。するとインスリン抵抗性が高まり、インスリン分泌量も減少。高血糖に陥ることがある。これにより、創傷治癒の遅延、感染リスク増大、循環血液量低下などの問題を引き起こす。

尿量が多くなるのでIn-Outバランスにも注意

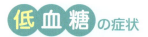の症状

糖尿病患者ではとくに注意する

糖尿病や慢性腎不全などの基礎疾患がある患者では、低血糖に陥ることも。頻脈、血圧上昇、発汗、乏尿、意識レベルの低下などの症状が現れやすい。インスリン投与で血糖値を下げすぎることで、死亡率が高まるとする報告もあり、注意を要する。

血糖値とともに、バイタルサインをこまめにチェック

◆電解質では、とくに低Na血症に注意

通常、術後には細胞外液製剤の輸液がおこなわれますが、In-Outバランスとともに、モニタリングが欠かせないのが電解質。とくに注意したいのが低Na（ナトリウム）血症です。

手術侵襲により、体液はナトリウムとともに細胞間質に移行するため、血清Na濃度が低下し、低Na血症をきたしやすくなるのです。これを「体液量減少性低Na血症」といいます。逆に、体液が過剰になって血清Naが薄まることでも起こります。心不全やネフローゼ、腎不全、肝硬変などが原因で、浮腫を生じます。

◆数値とバイタルサインをあわせて検討

検査値で電解質の異常を認めたら、バイタルサインや身体所見、病歴を確認します。脱水・溢水の有無、嘔吐・下痢、利尿薬内服などがないか、また飲水状態を確認し、体内の水分状態を把握します。神経症状や特徴的な心電図変化、不整脈などがあれば、致死的な状態に陥る可能性も。医師に報告し、迅速に対応しましょう。

原因の鑑別後は、原因疾患の治療、脱水の補正、電解質の補正をおこないます。ただし急速な補正は、不整脈や浸透圧性脱髄症候群を起こす危険性もあるため、要注意です。

電解質異常は、細胞外液補充液で補正

電解質補正以外に、水分制限・塩分制限、薬物投与、血液浄化をおこなうこともある。

低Na血症／高Na血症
ショックがないかをまず確認
意識レベルやバイタルをチェックし、ショックがないかを確認。原因に応じた輸液で補正する。

低K血症／高K血症
心電図異常がないか確かめる
低K血症では、心電図波形の異常としてT波の平坦化、ST低下、高K血症ではテント状T波、PR延長などが発現。

低Ca血症／高Ca血症
無症状のまま検査で見つかることが多い
低Ca血症はテタニー、しびれ、けいれん、高Ca血症では多飲・多尿、口渇、脱水などが現れる。

細胞外液補充液の組成

	代表的な商品名	電解質 (mEq/L, P: mmol/L)							ブドウ糖(%)	pH
		Na^+	K^+	Ca^{2+}	Mg^{2+}	Cl^-	P	LA		
生理食塩水	テルモ生食®／大塚生食注®	154	0	0	0	154	0	0	0	4.5～8.0
リンゲル液	リンゲル液「オーツカ」®	147	4	5	0	156	0	0	0	5.0～7.5
乳酸リンゲル液	ラクテック注®／ニソリ・S注®	130	4	3	0	109	0	28	0	6.0～7.5
	ソルラクト輸液®	131	4	3	0	110	0	28	0	6.0～7.5
酢酸リンゲル液	ヴィーンF輸液®	130	4	3	0	109	0	28	0	6.5～7.5
重炭酸リンゲル液	ビカーボン輸液®	135	4	3	1	113	0	25	0	6.8～7.8
乳酸リンゲル液＋糖質	ソルラクトS輸液®／ラクテックG輸液®	131	4	3	0	110	0	28	S5	6.0～7.5
	ソルラクトD輸液®／ラクテックD輸液®	131	4	3	0	110	0	28	5	4.5～7.0
	ポタコールR輸液®	130	4	3	0	109	0	28	M5	3.5～6.5
酢酸リンゲル液＋糖質	ヴィーンD輸液®	30	4	3	0	109	0	A28	5	4.0～6.5
	フィジオ140輸液®	140	4	3	2	115	0	A25	1	5.9～6.2

＊A：酢酸（アセテート）　P：リン酸　LA：乳酸　S：ソルビトール　M：マルトース

細胞外液の電解質組成に近い、細胞外液補充液を入れて電解質バランスを補正。生理食塩水、乳酸リンゲル液、酢酸リンゲル液、重炭酸リンゲル液などがある。

当日から始める、早期回復のためのケア

飲水 誤嚥のおそれがなければ早めに水分を摂取

麻酔から覚醒し、意識がはっきりしてくると、のどの渇きを感じます。医師の指示とともに、誤嚥の可能性がないかなどを確認し、水分摂取を早めに再開できるようにします。

◆患者にとって、口渇は大きな苦痛

術直後、多くの患者が訴えるのが、**口渇**です。痛みによる交感神経刺激で唾液腺や気管支腺からの分泌が低下するうえ、気管挿管や酸素吸入の違和感なども影響します。

口腔清拭や含嗽で対処しますが、患者の渇きをいやすには不十分。実際に多くの患者が、清拭・含嗽後に飲水を希望します。**口渇感は、術後の痛みや体動制限とともに、患者にとって大きな苦痛だと考えられます。**

◆腸の回復のためにも、絶飲食は早めに解除

手術侵襲によって、腸管の蠕動運動は低下します。腸管の蠕動運動を高めるのに、もっとも有効なのは、早期の経口摂取とされています。

最近では、見当識が十分に戻り、誤嚥しにくい状態になっていれば、水を飲んでいいと判断されるケースが多いようです。**患者の既往、麻酔・手術時間などから、手術担当医または麻酔科医が判断しますが、術後の数時間後がおおよそのめやすといえるでしょう。**

水を飲む前に、誤嚥のリスクがないか確かめる

飲水前にチェック

飲水前に嚥下機能に問題がないかを確認。口腔ケアをしているかもチェックを。

☑ **見当識は回復している？**

会話が成り立つかも大事なめやす

自分の名前や年齢、場所の質問に答えられるか、深呼吸、舌出しなどの指示を理解して実行できるかなどを確認する。

☑ **術後悪心・嘔吐（PONV）は起きていない？**

痛み止めのオピオイドの影響などで、術後悪心・嘔吐が起きていないかどうかを確認する。

☑ **咽頭痛や気道の異変はない？**

気管挿管の操作、気管チューブの刺激などの影響で咽頭痛があったり、気道の異変があったりすると、誤嚥が起こりやすい。

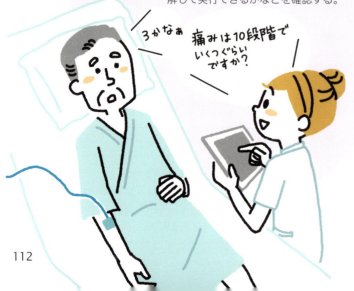

◆消化管の手術後も、長期の絶飲食はNG

消化管などの手術ではかつて、早期経口摂取による縫合不全が懸念され、水分や食事の摂取を遅らせるのが一般的でした。

しかし現在は、**絶飲食期間が長いと免疫機能が低下し、感染症のリスクが高まる**ことがわかっています。さらに、バクテリアルトランスロケーション（腸管内細菌の他組織への移行）による感染症や、高血糖を防ぐためにも、できるかぎり早期（術後24時間以内）に経口摂取を再開するのが望ましいと考えられます。

食事をとれるようになるのは、術後数日たってからですが、飲水は翌日から可能とするケースが多いようです。ただし、手術内容や術式にもよるので、医師に必ず確認してください。患者の苦痛を軽減するためにも、術前の看護計画の段階で確認しておき、術後どのくらいたったら水分がとれるようになるかを患者に伝えておきましょう。

術後の経口栄養剤も早期回復に役立つ

経口栄養剤は、エネルギーやたんぱく質を効率よく摂取することができ、早期回復に有効。主治医、管理栄養士と相談のうえで活用する。

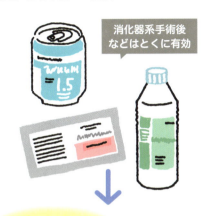

消化器系手術後などはとくに有効

↓

栄養不良の改善　　免疫機能調整

創傷治癒の促進

飲水のようすをチェック

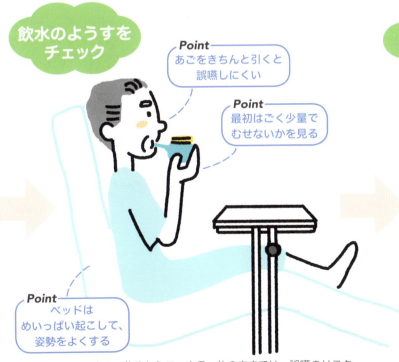

Point あごをきちんと引くと誤嚥しにくい

Point 最初はごく少量でむせないかを見る

Point ベッドはめいっぱい起こして、姿勢をよくする

ファウラー位やセミファウラー位のままでは、誤嚥のリスクが高い。ベッドを起こして、体幹をまっすぐにしておくといい。術後最初の飲水時は、むせがないかを近くで確認して。

食事の再開

翌朝か、早ければ当日夜からOK

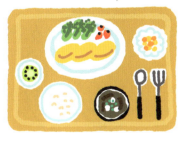

術後24時間以内に経口（または経腸）で栄養摂取するのが望ましい。全粥食〜常食などの食事内容は、患者の状態に応じて主治医が指示する。

当日から始める、早期回復のためのケア

離床　当日からの離床で早期回復を促す

安静臥床がつづくと、全身の回復が遅れ、合併症のリスクも高まります。
経過に問題なければ、翌日には離床し、トイレ歩行などを始めてもらうようにします。

端座位ができたら、柵をつかんでゆっくり立つ

体位変換
自力で変換できるようサポートする

自力で寝返りできない人にはサポートを。患者の呼吸状態などを観察しながらおこなう。ドレーン類のからまりや抜去にも注意して。

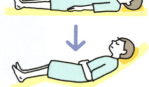
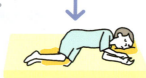

術後の呼吸・循環が安定していれば、少しずつ歩いてみてもらう。高齢者などで、自力での体動が不十分なら、下図のように段階をふんで進める。患者ができたことを認め、自信をもてるような働きかけも大切。

立位
柵につかまり、その場で立つ

転倒時に支えられるよう、すぐそばで見守って。自力での立位が困難なときは、看護師が正面から上体を支えて援助する。このタイミングで起こる血栓症を見逃さないよう、バイタルサイン変動にも注意。

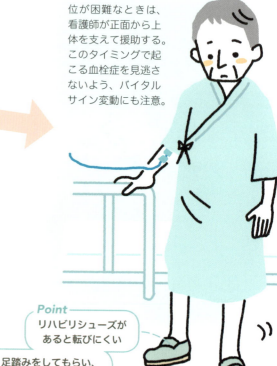

Point
- ふらついたときにすぐ支えられるよう、スタンバイ
- 不安定な場合はつねに手を離さない

端座位
ファウラー位から端座位へ

ベッド上で座っていられるようになったら、端座位に。患者は柵をつかんで上半身を支える。このとき血圧が下がることがあり、バイタルサインの変動、めまいなどの自覚症状がないかを確認。

Point
- 点滴ルートのほか、ドレーンもからまないようまとめておく
- リハビリシューズがあると転びにくい
- 足踏みをしてもらい、ふらつきがないかを見る

◆離床して歩くことで合併症を防ぐ

風邪で2、3日寝込んだら、体がふらついたという経験は誰にでもあるでしょう。術後の安静臥床が長期におよぶと、筋力の低下だけでなく、肺換気能障害、起立性低血圧、抑うつ、骨粗鬆症、深部静脈血栓症、褥瘡、便秘など、全身に障害が現れます。このような合併症が起きると、術後の回復が遅延し、QOL（生活の質）や予後にも影響します。

術後合併症予防と早期回復のためには、早期離床が欠かせません。術前から患者に早期離床の必要性と計画を説明しておき、術後に問題がなければ、計画に沿って進めていきます。

◆痛みのケアも、早期離床に欠かせない要素

通常、体位変換は術直後から始めますが、呼吸・循環は体位の影響を受けます。バイタルサインの確認、呼吸状態の観察とともに、患者に気分不良や痛みの有無なども確認します。

はじめての歩行時は、ふらつきや転倒に加え、肺血栓塞栓症発症のおそれがあります。患者から目を離さず、呼吸困難や胸痛、息切れ、咳、冷汗、頻呼吸などが現れた場合は肺血栓塞栓症を疑って対処してください（→P121）。

なお、痛みがあると体を動かすことを不安に感じ、早期離床の妨げとなりますから、痛みをきちんとコントロールすることも重要です。

こんな症状があれば、早期離床は見合わせて

下記の症状があれば中止して経過を観察する。患者の状態に応じて再開の判断を。

早期離床の中止基準

カテゴリ	項目・指標	判定基準値あるいは状態	備考
全体像 神経系	反応	あきらかな反応不良状態の出現	呼びかけに対して 傾眠、混迷の状態
	表情	苦悶表情、顔面蒼白・チアノーゼの出現	
	意識	軽度以上の意識障害の出現	
	不穏	危険行動の出現	
	四肢の随意性	四肢脱力の出現、急速な介助量の増大	
	姿勢調節	姿勢保持不能状態の出現、転倒	
自覚症状	呼吸困難	突然の呼吸困難の訴え、努力呼吸の出現	気胸、PTE
	疲労感	耐えがたい疲労感、患者が中止を希望、苦痛の訴え	修正 Borg Scale5〜8
呼吸器系	呼吸数	＜5回/分 または ＞40回/分	一過性の場合は除く
	SpO₂	＜88%	
	呼吸パターン	突然の吸気あるいは呼気努力の出現	聴診など気道閉塞の所見も あわせて評価
	人工呼吸器	不同調、バッキング	
循環器系	HR	運動開始後の心拍数減少や徐脈の出現 ＜40回/分 または ＞130回/分	一過性の場合は除く
	心電図所見	新たに生じた調律異常、心筋虚血の疑い	
	血圧	収縮期血圧＞180mmHg 収縮期または拡張期血圧の20%低下 平均動脈圧＜65mmHg または＞110mmHg	
デバイス	人工気道の状態	抜去の危険性（あるいは抜去）	
	経鼻胃チューブ		
	中心静脈カテーテル		
	胸腔ドレーン		
	創部ドレーン		
	膀胱カテーテル		
その他	患者の拒否		
	中止の訴え		
	活動性出血の示唆	ドレーン排液の性状	
	術創の状態	創部離開のリスク	

（「集中治療における早期リハビリテーション〜根拠に基づくエキスパートコンセンサス〜」日本集中治療医学会早期リハビリテーション検討委員会、日本集中治療医学会雑誌より引用）

手術当日からの合併症予防ケア

呼吸器合併症
呼吸パターンと呼吸音、SpO_2をあわせて判断

術後すぐは30分〜1時間に1回という頻度で、呼吸状態を確認します。その後もラウンドのたびに胸部、背部の音を聴き、合併症のサインを見逃さないようにします。

観察

SpO_2低下の前に、呼吸の異変をキャッチ

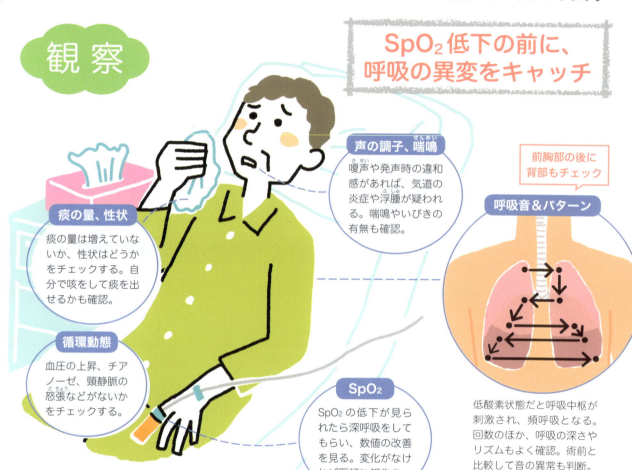

痰の量、性状
痰の量は増えていないか、性状はどうかをチェックする。自分で咳をして痰を出せるかも確認。

声の調子、喘鳴
嗄声や発声時の違和感があれば、気道の炎症や浮腫が疑われる。喘鳴やいびきの有無も確認。

前胸部の後に背部もチェック

呼吸音＆パターン
低酸素状態だと呼吸中枢が刺激され、頻呼吸となる。回数のほか、呼吸の深さやリズムもよく確認。術前と比較して音の異常も判断。

循環動態
血圧の上昇、チアノーゼ、頸静脈の怒張などがないかをチェックする。

SpO_2
SpO_2の低下が見られたら深呼吸をしてもらい、数値の改善を見る。変化がなければ医師に報告を。

◆**いつもと違う音がしたら、医師にすぐ報告**

呼吸器合併症は起こりやすい合併症であるとともに、見逃されやすい合併症でもあります。術前の呼吸機能、喫煙歴、手術時間の長さなどから、呼吸器合併症のリスクをアセスメントします。

手術当日は、気管挿管の刺激で気道狭窄を起こし、低換気量状態になることがあります。**呼吸音を聞き、呼吸音が減弱していないか、気道狭窄による連続性ラ音がないかを確認してください。**努力性呼吸時に見られる、シーソー呼吸にも注意。正常呼吸時とは逆に、吸気時に胸部が持ち上げられ、上腹部が下降する現象です。呼吸時の胸部と腹部の動きをよく見ておきましょう。

酸素化の指標はSpO_2でモニターしますが、その低下から異変に気づくのでは遅すぎます。 視診、触診、聴診で呼吸状態を継時的に確認し、いち早く異変に気づくことが大切です。

ケア 基本のケアで、呼吸機能を早くとり戻す

1 離床

肺胞をふくらませるには立って歩くのがいちばん

定期的な体位変換をおこない、下側になる肺胞の虚脱(きょだつ)を防ぐ。さらに、離床すると横隔膜が動きやすくなり、圧迫も解除されることから、換気が促進される。深呼吸も有効。

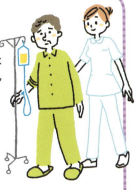

2 排痰

水分摂取などで痰をためないようにする

痰が貯留したままでは低酸素状態に陥りやすい。水分摂取や咳嗽(がいそう)で排痰を促す。呼吸リハビリをおこなって深い呼吸をしてもらうことも、呼吸状態の改善につながる。

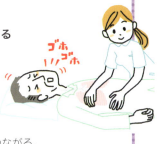

3 口腔ケア

口腔内マッサージも効果的

歯科衛生士のケアで誤嚥(ごえん)性肺炎を防ぐ

術直後は唾液分泌が低下し、自浄作用が低下している。食事開始前から、歯科衛生士による口腔ケアをおこなって口腔内を清浄化し、誤嚥性肺炎を防ぐ。

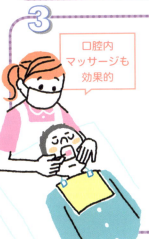

4 痛みのケア

離床、排痰のためにも痛みを我慢させない

痛みのために、深呼吸や排痰法などがしにくいと、合併症のリスクが高まる。痛みが少しでもあれば、PCA（自己調節鎮痛法）をきちんと使うように指導する。

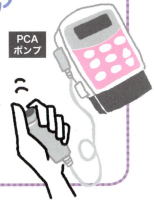

PCAポンプ

◆**排痰の重要性を理解してもらう**

呼吸器合併症は、痰の貯留で引き起こされることが多いもの。痰の排出が不十分だと、換気困難、気道閉塞が起こりやすく、とくに肥満患者、呼吸器疾患を有する患者、咳嗽(がいそう)反射の低下した高齢者では注意が必要です。

痰の貯留の有無を聴診などで確認するとともに、排痰の重要性を患者自身に理解してもらい、**水分摂取や咳嗽、早期離床などで、排痰を促し**ます。痛みがあると、咳嗽も早期離床も妨げられるため、痛みのアセスメントとケアも同時におこなってください。

◆**必要に応じて動脈血ガス分析を実施**

呼吸器合併症はいったん起きてしまうと、一刻を争う緊急事態に陥ります。呼吸の異変に気づいたらすぐ医師に報告し、必要に応じて動脈血ガス分析を実施。PaO_2の低下、$PaCO_2$の上昇などがないかを確認します。**低酸素血症が改善しない場合、重篤化した場合には、医師の判断により、人工呼吸療法や酸素療法がおこなわれます。**

なお、酸素療法にも、酸素中毒や肺障害のリスクがあります。合併症の治療中は普段以上に注意深く、呼吸状態を確認してください。

手術当日からの合併症予防ケア

術後出血
出血の徴候に気づいてショックを重症化させない

手術操作に起因する出血は、術後48時間以内に起こります。手術当日は創部やドレーンを経時的に観察し、出血の徴候を見逃さないようにします。バイタルサインの確認も重要です。

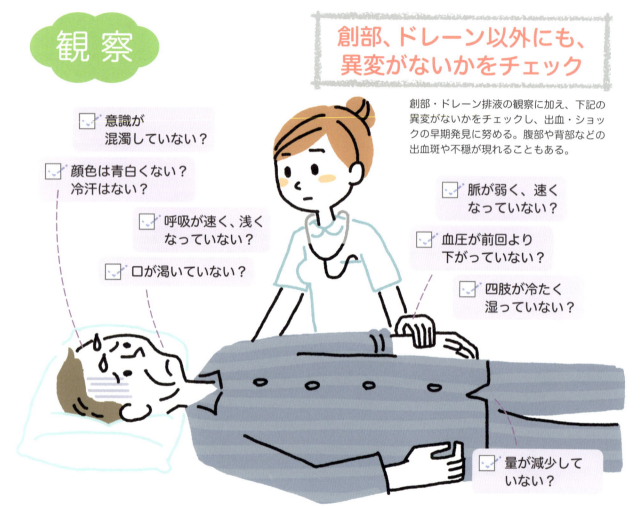

観察

創部、ドレーン以外にも、異変がないかをチェック

創部・ドレーン排液の観察に加え、下記の異変がないかをチェックし、出血・ショックの早期発見に努める。腹部や背部などの出血斑や不穏が現れることもある。

- 意識が混濁していない？
- 顔色は青白くない？冷汗はない？
- 呼吸が速く、浅くなっていない？
- 口が渇いていない？
- 脈が弱く、速くなっていない？
- 血圧が前回より下がっていない？
- 四肢が冷たく湿っていない？
- 量が減少していない？

◆**術後出血は、早期発見が何より大事！**

術後出血は、ショックから死に至ることもある危険な合併症です。看護師が術後出血に早期に気づくことが、ショックの重篤化を防ぐことにつながります。

術後出血のサインとしては、まずドレーン排液が重要な情報源。普通は「排液量が50mL/時以上ならドクターコール」などの指示がありますが、量だけでなく経時的な変化にも注目してください。**それまでは少なかったのに、急に血性の排液が増えた場合は、たとえ50mL以内におさまっていても医師への報告が必要です。**

ドレーンや創部の観察に加え、上記のような異変がないかどうか、バイタルサインや全身状態を観察してください。精神的不安や軽いめまい、軽度の冷汗などもショックの徴候です。

ケア

◆ショックを疑うときは、すぐ医師をよぶ

術後出血によるショックが疑われる場合は至急、医師に連絡してください。指示にもとづき、採血や細胞外液の急速輸液をおこないます。

緊急処置の必要性を患者に説明し、不安を軽減するように努めましょう。あわせて意識レベルの観察もおこなってください。

急速輸液によって、全身状態や検査所見が改善しなければ、集中管理をおこないます。再手術を要するため、家族にも連絡をとります。

◆ドレーンの閉塞、屈曲にも注意する

ショックの徴候を見逃さないためには、日ごろのドレーン管理も重要です。とくに排液が急に減少したとき、消失したときは、ドレーンの閉塞や屈曲が原因となっていないか、必ず確認してください。腹部ドレーンの場合は腹部の痛み、胸腔ドレーンでは呼吸状態の変化などの徴候も、あわせて確認します。

ドレーンの排液量もよく見ておく

挿入部位にもよるが、通常は術直後でも1日100～300mL 程度の排液量で、2日目には減少する。1時間で50～100mL 以上もの排液があるとき、2日目以降も減らないときは、すぐ医師に相談を。

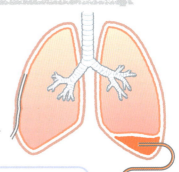

血性の排液が100mL/時以上つづくのは危険！医師に相談し、指示を仰ぐ

体重の30％以上を超える出血を起こすと、循環血液量減少性ショックに！

200mL/時以上の出血では、再手術を検討することも

異変に早期に気づき、医師の指示のもとですぐ対処

出血からショックに至ることも。下記の異変が生じたらすぐに医師に報告し、指示にもとづいて対処する。

出血を疑う症状
- 冷汗
- 末梢冷感
- 顔面蒼白
- 低血圧
- 排液の異常
- 皮膚湿潤

左記の症状があれば、出血による循環血液量の減少が疑われる。

対処
- 主治医にすぐ報告
- モニター装着
- 輸液、止血薬、血液製剤投与
- 血液検査
- 胸部エコー、X線、CT検査 など

随伴症状の亢進
- 頻脈
- 乏尿
- 上記症状の悪化
- 意識低下
- 呼吸数増加

出血が進むと腎血流量が低下し、尿量が減る。意識障害も現れてくる。

対処
- 出血への対応（圧迫、止血処置、再手術など）
- 酸素投与
- 動脈血ガス分析
- 血管造影検査 など

ショック状態
- 脈拍触知不能
- 肺虚脱
- 呼吸不全

左記の症状があれば、出血性ショックが疑われる。すぐに医師に報告を。

対処
- 気管挿管
- 人工呼吸器装着 など

対処が遅れると、死に至ることも！

（『術前術後ケアポイント80ーチェックリスト＆図解でサクッと理解！』足羽孝子・伊藤真理編著、メディカ出版より作成）

手術当日からの合併症予防ケア

血栓症
下肢の異変だけでなく意識状態、心電図もよく見る

深部静脈血栓症から、肺血栓塞栓症を起こしてしまうと、命にかかわる事態に。
術前のリスク評価をカルテで確認しながら、予防と早期発見に努めます。

観察

1日1回は弾性ストッキングやフットポンプをはずし、下肢の異変をチェック。肺塞栓症では、呼吸器や循環器の異変も現れる。息切れなどの症状とセットで確認を。

予防策は万全？血栓症の症状はない？

弾性ストッキング
- ☑ たるみやシワがなく、正しく装着されている？
- ☑ 勝手に脱いだりしていない？
- ☑ 皮膚の赤みなどはない？

呼吸器・循環器の異変
- ☑ 顔色は変化していない？
- ☑ 息切れ、胸痛などの症状はない？
- ☑ 心電図のST部分は正常？

下肢の異変
- ☑ むくんだり、腫れたりしていない？
- ☑ 皮膚の色が変化していない？
- ☑ 下肢に痛みはない？

フットポンプ
- ☑ 正しい圧に設定されている？
- ☑ 圧迫による潰瘍やしびれ、違和感はない？

◆ベッド上での足の運動も、積極的に

致死的な肺血栓塞栓症（PTE）を防ぐには、その原因となる深部静脈血栓症（DVT）の予防を徹底することが大切。**リスクに応じて、弾性ストッキングやフットポンプを適切に使用します。**

また、ベッド上での足の運動も、静脈還流を促す効果があります。下肢を伸ばした状態で、足関節をゆっくり背屈し、その後ゆっくり底屈します。患者が自分でできなければ、看護師が時間を決めて他動的におこなってもよいでしょう。

これらの予防策を徹底したうえで、**血栓症の徴候がないか、継続的に観察していきます。**

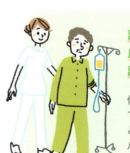

離床時に血栓がはがれることも。離床開始後もよく観察を！

体動により下肢の血栓がはがれて、肺動脈へ移行してしまうことも。離床後のラウンド時にも、バイタルサインをよく確認。

ケア　医師に報告後、Ｄダイマーや画像を調べる

異変に早期に気づき、医師の指示に迅速に対応できるよう、診断の流れや必要となる画像検査は把握しておきたい。

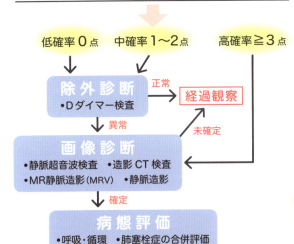

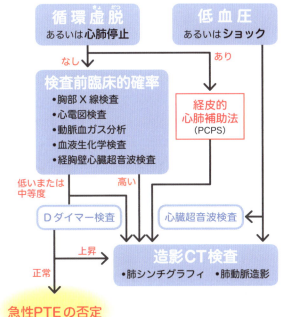

検査前臨床的確率が高い場合は、造影CT検査で確定診断をつける。臨床的確率が低い場合は除外診断のためにＤダイマーを測定する。

問診・触診をおこない、Wellsスコアを用いてDVTの確率を推測する。低確率・中確率の場合はＤダイマーによる除外診断、高確率の場合は最初から画像診断を実施。

（「肺血栓塞栓症および深部静脈血栓症の診断、治療、予防に関するガイドライン（2017年改訂版）」伊藤正明ほか、一般社団法人 日本循環器学会より作成）

◆症状発現後は、すぐに検査して治療開始

　実際に診断するのは医師ですが、どのようなときに深部静脈血栓症を疑うのかは、看護師も知っておかなければなりません。上記のWellsスコアの視点が参考になります。**疑わしい症状が現れたらすぐに医師に報告し、医師の指示にもとづいて、画像検査やＤダイマー測定の準備**をします。

　治療は重症度に応じて、抗凝固療法や血栓溶解療法、外科的血栓摘除術などがおこなわれます。肺血栓塞栓症の重症例では、心肺蘇生が必要なケースもあります。

　血栓によるその他の合併症として、脳梗塞や心筋梗塞などのリスクにも留意してください。

手術当日からの合併症予防ケア

循環器合併症
術後3日間は、不整脈や虚血性心疾患のサインに注意

循環器合併症にいち早く気づくには、バイタルサインや心電図など、基本のモニタリングを徹底すること。循環動態は尿量にも現れるので、関連づけて確認するようにしましょう。

観察　基本のバイタルサイン、心電図や尿量のモニタリングを徹底

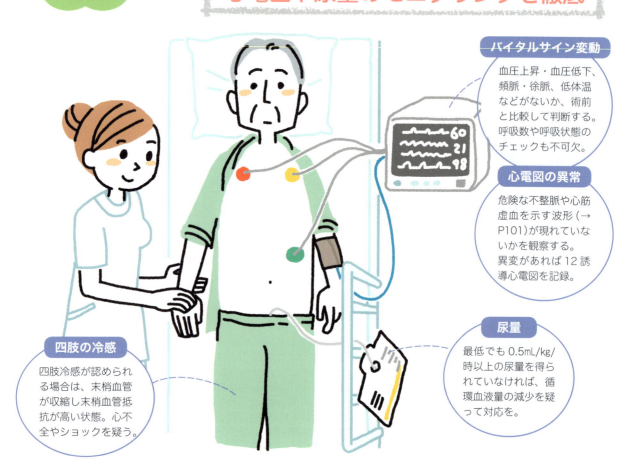

バイタルサイン変動
血圧上昇・血圧低下、頻脈・徐脈、低体温などがないか、術前と比較して判断する。呼吸数や呼吸状態のチェックも不可欠。

心電図の異常
危険な不整脈や心筋虚血を示す波形（→P101）が現れていないかを観察する。異変があれば12誘導心電図を記録。

尿量
最低でも0.5mL/kg/時以上の尿量を得られていなければ、循環血液量の減少を疑って対応を。

四肢の冷感
四肢冷感が認められる場合は、末梢血管が収縮し末梢血管抵抗が高い状態。心不全やショックを疑う。

◆**既往歴のある患者では、とくに注意して**

循環器合併症が起きやすいのは、術後3日間。バイタルサインや心電図、尿量のモニタリングを徹底しましょう。**尿量から、循環血液量が維持されているかを推測し、あわせて血圧、心拍数、四肢冷感の有無などから循環動態を把握。心電図ではST変化を見逃さないようにします。**

呼吸機能のモニタリングも不可欠です。**呼吸数や呼吸状態、SpO₂、呼吸音などから、低酸素血症がないかを見ます。**患者の表情や顔色のほか、「だるい」「息苦しい」などの訴えも重要です。高血圧や心疾患の既往歴のある患者や高齢者、心臓手術後などは、ラウンド回数を増やすなどして、とくに注意深く観察してください。

ケア

心臓の負担になる要因をとり除く

輸液管理、痛みの管理、体温管理によって、心筋への十分な血流と酸素を確保する。

Point 1　輸液は適正量を保つ

輸液量や滴下速度の指示を守り、適切に投与する。尿量や循環呼吸を経時的にモニタリングし、過剰輸液による心不全の徴候を見逃さないこと。電解質のチェックも重要。

流量と予定量にズレがないか、ラウンドのたびに確認

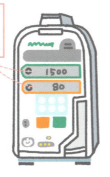

Point 3　低体温を防ぐ

低体温によるシバリングは、血圧を上昇させるほか、酸素消費量を増大させて心筋虚血や不整脈をまねく。毛布、電気毛布などで適切な保温を。

体温が下がると血圧が上がってしまう！

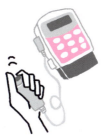

Point 2　痛みを十分にコントロール

痛みがあると交感神経が亢進し、不整脈や高血圧などをまねく。呼吸器合併症の原因にもなるため、痛みの原因を確かめたうえで、十分にコントロールする。

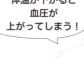

◆輸液管理で、適切な循環血液量を保つ

循環器合併症を防ぐためのケアは、「輸液管理」「体温管理」「痛みのケア」の3つが基本。

輸液は水分出納バランスを見ながら、医師の指示どおりの輸液量・滴下速度で投与します。体位変換によって滴下速度が変化することがあるため、体位変換後は調節をおこないましょう。

輸液管理でとくに注意が必要なのは、術後2日目以降のリフィリングの時期。細胞間質に移行した体液が戻ってくるため、過剰輸液による心不全や肺水腫を起こしやすいのです。尿量や全身状態を観察し、適切な循環血液量の維持と電解質バランスの補正に努めます。

心筋虚血や不整脈、心不全などが疑われる場合は早急に治療をおこなわなければなりません。すぐ医師に報告してください。12誘導心電図の記録をとるとともに、患者のバイタルサインや全身状態を注意深く観察します。必要に応じて除細動器や酸素投与の準備もおこないます。

危険な不整脈への、おもな対処法を知っておこう

「危険な不整脈かもしれない」と思ったら、すぐ医師に報告を。以下のような対処が必要となる。

頻脈性不整脈 の場合

【上室不整脈】
- 上室性期外収縮 ➡ 観察／薬物
- 心房細動 ➡ 薬物／電気的除細動（同期下）

【心室不整脈】
- 心室性期外収縮 ➡ 観察／薬物
- 心室頻拍 ➡ 電気的除細動／薬物
- トルサード・ド・ポアンツ ➡ 電気的除細動／薬物
- 心室細動 ➡ 電気的除細動

徐脈性不整脈 の場合
- 洞不全症候群 ➡ ペースメーカ／薬物
- 房室ブロック ➡ ペースメーカ／薬物

（「不整脈（心房細動、発作性上室頻拍）」池田隆徳、医学のあゆみより作成）

手術当日からの合併症予防ケア

術後イレウス／腸閉塞
早期離床で予防。腸蠕動音は必ずチェック

術後イレウス、腸閉塞が重症化すると、腸管が壊死するおそれがあります。
おなかの音をよく聴いて、腸の蠕動運動が正常に回復しているか、確認しておきましょう。

観察　腸蠕動音、圧痛の有無から消化管の活動状態をチェック

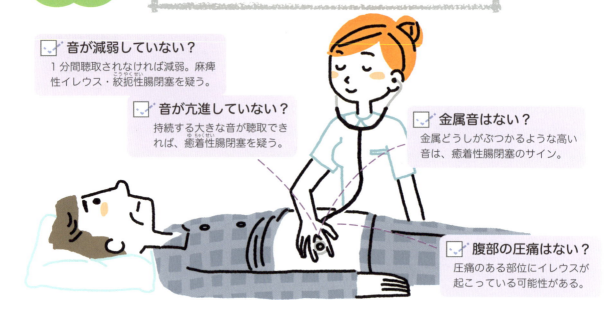

音が減弱していない？
1分間聴取されなければ減弱。麻痺性イレウス・絞扼性腸閉塞を疑う。

音が亢進していない？
持続する大きな音が聴取できれば、癒着性腸閉塞を疑う。

金属音はない？
金属どうしがぶつかるような高い音は、癒着性腸閉塞のサイン。

腹部の圧痛はない？
圧痛のある部位にイレウスが起こっている可能性がある。

◆ **排便の有無と性状を必ず聞いておく**

術後は一般に、手術侵襲や麻酔の影響で、生理的イレウスに陥りますが、術後48〜72時間くらいで回復します。回復しているかどうかは、聴診や触診などで判断していきます。

患者にも排ガス・排便の有無や便の量・性状を確認しますが、聴診や触診の結果と結びつけて評価することが大切。ちょっとおかしいなと思ったら、「次に便が出たら流さないで、見せてください」などと伝え、看護師自身で便の性状や量を確認するようにします。また、おなかのはりや嘔気・嘔吐があるか、腹痛は持続的か間欠的かなども、鑑別診断に重要な情報です。

便の性状もチェック！　ブリストル排便スケール

遅い（約100時間）　←消化管の通過時間→　速い（約10時間）

- Type 1 コロコロ便
- Type 2 硬い便
- Type 3 やや硬い便
- Type 4 普通便
- Type 5 やや柔らかい便
- Type 6 泥状便
- Type 7 水様便

スケールを用いると便の性状を客観的に評価できるため、患者にスケールで確認するのもよい。3〜5なら正常。

ケア 腸の動きをよくする、予防的ケアが第一

下記のほか、腸蠕動を促すために、浣腸や坐薬、人工排気をおこなうこともある。

予防的ケア

早期離床

体を動かせば、腸の動きもよくなる

腸の蠕動運動を促すには体を動かすのがいちばん。痛みを十分にコントロールしたうえで、術直後から離床し、歩いてもらうようにする。

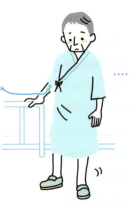

早期の経口摂取

絶飲食期間はできるだけ短くする

生理学的には、早期の経口摂取がもっとも腸の蠕動運動を促進する。PONVや嚥下機能の異常がなければ、できるだけ早期に経口摂取を開始。

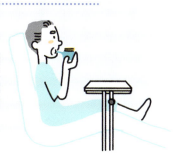

発現時ケア

イレウス管留置

狭窄部位にチューブを入れる

鼻腔からイレウス管を狭窄部位に留置して持続吸引をおこない、腸管内容物の吸引・減圧を図る。管の位置や固定、挿入の長さに注意し、排液の量や性状を観察する。

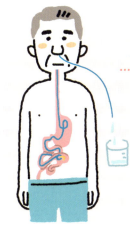

輸液

水分を補いつつ、電解質を補正

輸液により、体液の補充・電解質バランスの補正をおこなう。過剰輸液とならないよう、イレウス管からの排液量に応じて、輸液量を調整する。

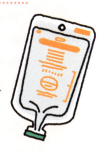

◆**トイレ歩行などで、体をなるべく動かす**

術後イレウスや腸閉塞のいちばんの予防は、体を動かすこと。**できるかぎり、手術翌日には歩行を始めるようにします。**トイレ歩行や検査室への歩行などで院内を歩き、なるべく体を動かしてもらいましょう。**離床の必要性を患者によく説明し、痛みをしっかりコントロールしたうえで進めていくことが大切です。**

経口摂取を早期に再開することも、腸蠕動運動を促すうえで非常に重要です。医師の許可が出たら、水やその他の飲みものを飲み、普通食を再開します。

術後イレウスや腸閉塞は退院後も起こる可能性があるため、セルフケアの指導も必要です。

◆**イレウスによる脱水、電解質異常にも注意**

術後イレウスや腸閉塞では緊急手術が必要なこともありますから、これらの徴候があれば、すみやかに医師に報告してください。

保存的治療は絶飲食のうえ、イレウス管を留置するのが一般的です。イレウス管留置後は、排液量や性状、腹痛・腹部膨満感などの変化、排便・排ガスの有無などを観察します。

また、嘔吐や水分の腸管内貯留、イレウス管による持続吸引などによって、脱水や電解質異常を起こしやすくなります。**全身状態が急激に悪化する危険性もありますから、輸液管理、水分バランス・電解質のチェックもしっかりおこなってください。**

手術当日からの合併症予防ケア

術後悪心・嘔吐
長時間の手術後に多い。制吐剤と環境調整でケア

PONV（術後悪心・嘔吐）は、予防的ケアがむずかしく、治療法もかぎられているのが現状。起きてしまったときには、オピオイドの使用をやめ、制吐剤を投与するなどして対処します。

観察　主症状とともに、随伴症状や増悪因子もチェック

PONVの症状の強さ、随伴症状、増悪因子をくわしく把握して、ケアにいかす。

Check 1　嘔気（おうき）の強さはどのくらい？
患者に「0（嘔気がない）」から「10（考えられないほどひどい嘔気）」までの11段階のスケールで、嘔気を評価してもらい、カルテに記録。

0　1　2　3　4　5　6　7　8　9　10
まったくなかった　　　これ以上考えられないほどひどかった

Check 2　嘔吐の回数、性状は？
嘔吐物の性状から、消化管のどこの内容物が吐出されたのかを推測できる。嘔吐時にナースコールをしてもらい、看護師が確認する。

- 回数（　　　）回／日
- 性状　血液が混ざっている・黄緑色・便汁・便臭あり・食物残渣（ざんさ）

Check 3　随伴症状は？
腹部膨満感など、消化器系の随伴症状の有無を確認する。排便があれば、タイミングと性状を聞いておく。

- 腸蠕動（ぜんどう）　良好・低下・亢進
- 腹部膨満　なし・あり（ガス・腹水）
- 便の変化　なし・あり（硬い・やわらかい）・便通なし

Check 4　増悪因子＆軽快因子（きっこう）は？
患者によって増悪因子と軽快因子があるため、それらを把握しておく。においが増悪因子となることが多い。

- 増悪因子　体動・におい・食事・薬剤・その他
- 軽快因子　安静・体位変換・飲水・口腔ケア・その他

◆**帰室後のようすをよく見て、早期に気づく**
　PONV（術後悪心・嘔吐）は、**術後早期の経口摂取（食事開始）を妨げ、早期離床を遅延させます**。麻酔薬や鎮痛剤などの複合的な影響で、延髄（えんずい）の嘔吐中枢が刺激されて起こるため、P42の術前評価で中リスクとされる患者には、予防薬の投与が勧められます。日本では、PONVに有効な薬剤（5-HT$_3$受容体拮抗薬）が保険適用になっていないため、作用機序の異なる抗ヒスタミン薬「ヒドロキシジン」や、抗精神病薬「プロクロルペラジン」、消化器症状改善薬「メトクロプラミド」が投与されることがあります。
　看護による予防は困難ですが、患者のようすをよく観察し、早くに気づくことが大事。**中リスク以上の患者では、とくに帰室後のようすを注意深く観察してください**。

ケア

発症時は薬物治療が基本。体位を変えて窒息を防ぐ

薬物治療が主となるが、窒息などのトラブルを防ぐためのケアも重要。

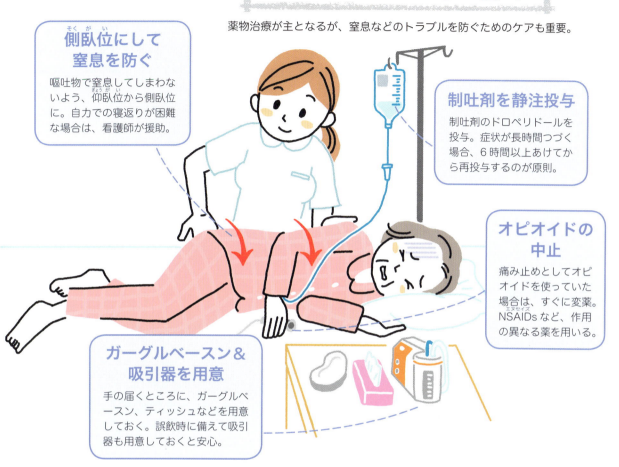

側臥位にして窒息を防ぐ
嘔吐物で窒息してしまわないよう、仰臥位から側臥位に。自力での寝返りが困難な場合は、看護師が援助。

制吐剤を静注投与
制吐剤のドロペリドールを投与。症状が長時間つづく場合、6時間以上あけてから再投与するのが原則。

オピオイドの中止
痛み止めとしてオピオイドを使っていた場合は、すぐに変薬。NSAIDsなど、作用の異なる薬を用いる。

ガーグルベースン＆吸引器を用意
手の届くところに、ガーグルベースン、ティッシュなどを用意しておく。誤飲時に備えて吸引器も用意しておくと安心。

◆ **予防投与とは異なる薬を使う**

オピオイドを使っている場合は、ほかの鎮痛剤への変更を検討します。加えて、制吐薬による治療をおこないますが、**予防投与とは別の薬を使うのが原則**。一般に、低リスク患者では、まずオンダンセトロン塩酸塩水和物を選択し、効果がなければドロペリドールを使います。中・高リスク患者は最初にドロペリドール、効果がなければジメンヒドリナートを投与します。

ただし、ドロペリドールにはQT延長作用があることが懸念されており、とくに心疾患の既往をもつ患者には注意が必要です。また、過剰輸液になっていないかどうかも、尿量などを見ながら継続的にモニタリングしていきます。

◆ **食事・栄養のケアも、医師と相談**

嘔気・嘔吐は患者にとってたいへんつらい症状です。**症状が改善するまでは、食事も困難。**絶食状態がつづくようなら、末梢静脈栄養法も検討します。症状の強さと経過を、正確に医師に報告し、指示を仰いでください。

食事のにおいが嘔気・嘔吐を誘発することもあり、大部屋ではとくに配慮が必要です。ほかの患者の食事のにおいが気になるようなら、短時間だけでも移動してもらうなどの策を講じます。嘔吐物のにおいにも注意。すばやく片づけて換気し、汚れた服の更衣を手伝います。

窒息を防ぐための体位変換も忘れずに。万が一の場合に備え、吸引器も用意しておきましょう。

手術当日からの合併症予防ケア

手術部位感染

基本の感染予防策を守る。創部＆ドレーン管理も重要

創部やドレーンの管理は、術後ケアの基本。たんに、局所的な観察をするだけでは不十分です。熱、呼吸、尿量の変化など、関連する感染徴候にも目を向けて、アセスメントをおこないます。

観察

感染につながる因子と、感染の徴候をチェック

感染を起こしやすくするリスク因子の管理と、感染の徴候に早く気づくことが重要。

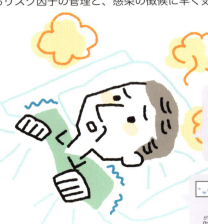

☑ **血糖コントロールは良好？**
高血糖は易感染性の大きな要因。140〜180mg/dLをめやすにコントロールする。

☑ **血液検査の結果に異常はない？**
CRPや白血球数など、炎症にかかわる項目が上昇していないか確認。

☑ **尿量は減っていない？**
炎症によって尿量が減っていないか確認。排尿回数、量や性状の変化を見る。

☑ **発熱していない？**
38℃以上の熱はないか。とくに深部SSIでは発熱と創部痛が重要なサイン。

☑ **呼吸音の異変、呼吸困難感はない？**
咳嗽、痰、胸痛、呼吸困難などがないか。胸部、背部の呼吸音も確認する。

◆**高血糖や低体温などのリスク因子にも注意**

　SSI（手術部位感染）は予後を不良にする危険な合併症のひとつ。術前・術中を通してさまざまな予防策がとられます。術後は、いち早く感染の徴候に気づくことが重篤化を防ぐうえで重要です。創部を中心とした観察とともに、感染リスクを高める因子にも注意してください。

　代表的な感染リスク因子が高血糖で、140〜180mg/dLの範囲に管理するのが望ましいとされています。また、低体温も免疫機能を著しく低下させ、感染リスクを高めます。術中のみならず、術後の低体温にも気をつけましょう。

全身状態が悪いときは、SIRSを疑う

全身状態に変化が見られるときは、下記の視点でSIRS（全身性炎症反応症候群）を疑う。

SIRSの診断基準

① 体温：＞38℃または＜36℃
② 脈拍数：＞90回/分
③ 呼吸数：＞20回/分または$PaCO_2$＜32Torr
④ 白血球数：＞1万2000個/mm³または＜4000個/mm³、または未熟顆粒球＞10%

↓

2つ以上を満たす場合に、SIRSと診断

ケア

創部＆ドレーン、カテーテル類の管理を徹底

ドレーン類は早期に抜去することが、いちばんの感染予防となる。
経過をよく観察し、抜去のタイミングについて医師に確認を。

手術部位感染 の予防的ケア

ドレッシング材はそのままで、出血や浸出液の量をチェック

上皮化まではドレッシング材の上から創部を観察し、出血や発赤、腫脹、痛み、熱感の有無、浸出液の量などをチェックする。出血や浸出液が多い場合は医師に報告のうえ、上皮化前にドレッシング材を交換することも。

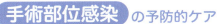

こんなときは医師に報告！
- 発赤
- 腫脹
- 痛み
- 熱感
- 創傷の離開

術野外感染 の予防的ケア

操作前の感染予防策もぜったいに怠らないで！

尿道周辺の赤み、熱感にも注意する

ドレーン排液の量や性状を観察し、ドレーンの屈曲や逸脱がないよう注意する。
点滴の刺入部やドレーン挿入部、尿道留置カテーテルが入っている尿道付近の発赤、痛み、腫脹、浸出液などがあれば、医師に報告を。

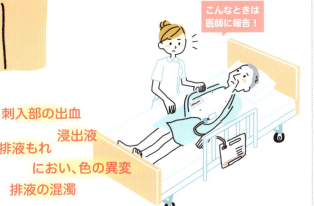

こんなときは医師に報告！
- 刺入部の出血
- 浸出液
- 排液もれ
- におい、色の異変
- 排液の混濁

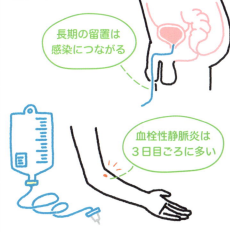

- 長期の留置は感染につながる
- 血栓性静脈炎は3日目ごろに多い

◆**術後1～2日目は、抗菌薬を投与する**

抗菌薬の投与が長期間におよぶと、耐性菌の発生リスクが高まります。そのため抗菌薬は、**術後24時間以内の投与が推奨されています**。ただし、心臓血管手術などの術式によっては、術後48時間の追加投与が推奨されているものも。SSIの発症率が低い清潔創（→P44）などの手術では、術後の追加投与をしない場合もあります。

医師の指示をよく確認し、抗菌薬の適切な投与、管理をおこなってください。

◆**あきらかな炎症があれば、すぐに治療**

感染が認められたら、感染部位・原因菌を検査で特定します。**創を開放してドレナージをおこない、必要に応じて抗菌薬を投与**。感染源となったカテーテルは抜去するのが原則です。

開放創管理では、医師の指示に従って洗浄や薬の塗布などをおこない、**排膿が少なくなったらドレッシング材で密閉するか、「局所陰圧閉鎖療法（NPWT）」をおこないます**。NPWTは、特殊な機器で局所に持続陰圧をかけて湿潤環境を保ち、肉芽形成を促す方法です。

手術当日からの合併症予防ケア

縫合不全
排液の確認とともに発熱などの徴候をチェック

手術で縫合した箇所が癒合するには、時間がかかります。そのため縫合不全があきらかになるのは、術後数日たってから。術直後の経過がよくても、油断はできません。

観察

膿性の排液や発熱、頻脈は、縫合不全のサイン

症状、検査所見、画像所見の3つのサインがあるが、必ずしもすべてが揃うわけではないことに注意。

消化管の縫合不全 のサイン

排液の性状、体温の変動、痛みに注意

ドレーン排液が膿性になり、悪臭をともなう。局所の炎症が起こるため、発熱や腹部の圧痛が増強する。白血球の増加、CRP上昇などの炎症反応も認められる。造影剤による画像検査でリーク（もれ）の有無を確認。

＞腸の縫合不全では便汁様で、便のにおいがすることも

症状
- 術後3～4日目以降も体温が変動（弛張熱）
- 悪寒をともなう発熱、脈拍数の増加
- 腹部の圧痛の増強
- 腸蠕動音の消失
- ドレーン排液の混濁、悪臭
- 皮膚局所の発赤

血液検査
- 白血球の増加
- 白血球の左方移動（未熟な白血球が増える）
- CRP高値 など

＞強い痛みでなくても、痛みの有無は必ずチェック

気管支瘻 のサイン

痰の性状、呼吸状態を観察

微熱、胸痛のほか、オレンジ色の水っぽい痰が特徴。これは気管支断端からの出血が胸水と混じって出るため。血液検査ではCRP高値、白血球の増加などが認められる。

症状
- 発熱がつづく
- 胸水様の痰が増加（水様でオレンジ色っぽい）
- 胸痛、呼吸困難
- 脈拍数の増加
- 呼吸音の減弱
- 皮下気腫
- ドレーンからのエアリーク

画像検査
- 液面形成（X線検査）
- 気管支断端周囲の炎症（肺炎所見、X線検査） など

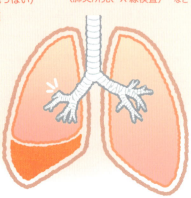

ケア

保存的治療では、ドレーン管理＆栄養管理に気を配る

縫合不全が起きてしまったときには、ドレーン管理と栄養管理を中心とした保存的治療で、経過を観察することが多い。

I ドレーン管理＆排液の処理

逆行性感染に注意して排液を扱う

患者の動きを考慮してドレーンの固定位置を決め、固定のズレや屈曲がないかを観察し、有効なドレナージを図る。排液バッグは挿入部より低い位置に置いて逆流を防ぐ。

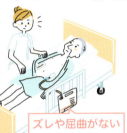

ズレや屈曲がないかもよく見て

II 挿入部周囲のスキンケア

排液で汚染されないよう周囲を保護する

とくに開放式ドレーンでは、排液が直接皮膚に付着して、発赤やびらんを生じやすい。ドレーン挿入部周囲はていねいに洗浄し、必要なら皮膚保護剤などで保護する。

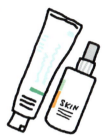

III 抗菌薬の点滴

感染症の発症、悪化を防ぐ

炎症が局所にとどまらず、全身におよぶ場合は、抗菌薬の投与が必要。多くは、予防的抗菌薬とは別の抗菌薬が投与される。指示どおりに点滴し、バイタルサインなどの変化を観察。

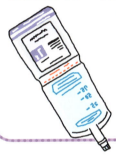

IV 栄養剤の管理

絶食のため、輸液や栄養剤を使う

消化管の縫合不全では、絶飲食で腸管の安静を保ち、輸液や栄養剤を投与する。経静脈栄養が多いが、上部消化管の吻合不全なら、空腸側からの経腸栄養をおこなう。

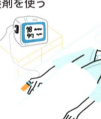

◆術後3〜7日目に起こりやすい

縫合不全は複合的な原因で起こります。**全身状態を良好に保ち、創傷治癒を促すことが予防につながります。** とくに、ドレナージでの管理を適切に保つことが大切。創傷治癒を妨げる高血糖の有無も、欠かさずチェックしましょう。

術後3日目以降も発熱があり、頻脈や炎症所見があれば、縫合不全を疑います。 膿性で混濁した排液、悪臭をともなう排液も重要なサイン。気管支瘻では、血痰やオレンジ色の水様の痰が出ます。さらに、食道がんの術後なら胸腔内や縦隔、結腸がんの術後なら腹腔内で炎症が起こり、局所の圧痛増強を認めます。どこに炎症が起こりうるのか理解して、観察してください。

◆長引く治療、絶食のつらさに寄り添う

縫合不全が認められた場合、まずはドレーン管理を中心とした保存的治療をおこないます。

瘻孔の大きさや炎症の程度によっては、断端再切除・縫合や腹腔洗浄ドレナージや、人工肛門造設などの再手術をおこなうことも。近年は内視鏡で瘻孔を防ぐ治療法も登場しています。

いずれにしても、**手術を乗り越えたのに回復に向かわず、治療をつづけなければならないのは、患者にとってとてもつらいこと。** とくに絶食や痛みは、苦痛が非常に大きいと考えられます。患者の気持ちを傾聴し、寄り添うことを心がけます。環境整備、口腔ケアやマッサージなどで、安楽なケアを提供することも大切です。

手術当日からの合併症予防ケア

術後せん妄
痛みと睡眠のケアで予防。発症時はスケールで経過を追う

高齢の患者では、術後せん妄が原因で、入院期間が長引くこともめずらしくありません。本人にとっても家族にとってもつらい状態ですから、予防的介入が何より重要です。

観察

「いつもと違う」と感じたら、注意力や思考力を確かめる

術後せん妄の簡易的診断法（3D-CAM）

特徴①　急激な変化や変動を示す
- テスト：意識障害、失見当識、幻覚の自己報告
- 観察：意識、注意力、発言の変動がある

↓ Yes（1つ以上該当）

特徴②　注意力欠如
- テスト：3桁逆唱、4桁逆唱、曜日の逆唱、月の逆唱いずれかができない
- 観察：面談の問題。集中できない

↓ Yes（1つ以上該当）

特徴③　思考の混乱
- テスト：今日の年月日、曜日や場所を言えない
- 観察：不明瞭な思考過程、非論理的なとりとめのない会話、的外れ、支離滅裂感がある

特徴④　意識レベルの変容
- 観察：傾眠、昏迷、昏睡、緊張がある

↓ Yes（1つ以上該当）→ せん妄
↓ Yes（1つ以上該当）→ せん妄

左の3D-CAMは、CAM（Confusion Assessment Method）を簡略化して、3分で診断できるようにしたもの。感度、特異度、再現性が高く、使いやすい。

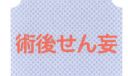

「急激な変化や言動」「注意力欠如」「思考の混乱」「意識レベルの変容」をフローチャートに沿って評価する。看護師が直接の診断をするわけではないが、観察の枠組みとして参考になる。

（『3D-CAM：derivation and validation of a 3-minute diagnostic interview for CAM-defined delirium：a cross-sectional diagnostic test study.』Marcantonio, ER. et al. Annals of International Medicine より作成）

補足的質問事項
特徴1が不明だが、特徴2と3か4がある場合は、家族、知人、その他の医療従事者にいつもと違う急激な変化があるかを尋ねる
→ Yes

◆こまめに話しかけて、異変をキャッチ

せん妄は、高齢、脳血管障害、貧血、感染症などの準備因子のほか、睡眠障害や痛みといった誘発因子、薬剤などの直接因子が重なり合って発症します。予防には、複合的な介入が不可欠です。**痛みを十分にコントロールし、睡眠、排泄などの基本的なニーズを充足させます。**

バイタルサインを確認する際などに、少しでも話をしたり、表情や動作を観察しておくことも大切です。"いつもと違う"変化に気づきやすくなり、せん妄の早期発見につながります。

◆起きてしまったときは、24時間看護が必須

術後せん妄を発症した場合は、転倒や転落、チューブ類の予定外抜去などの危険性があります。そのため、24時間の看護体制が必須です。

幻覚や幻聴などの訴えは、まず傾聴すること。そして時間や場所、状況についての情報を提供し、現実を認識できるよう援助します。ハロペリドールの静脈内投与もよくおこなわれます。

ただ、病棟看護師だけでのケアは容易ではありません。**主治医、精神科医、リエゾンナース、薬剤師らと共同で治療にあたるのが理想です。**

ケア

チーム全員で状況を共有し、ケアを実施

〈日本語版ニーチャム混乱・錯乱スケール〉

スケールで評価すると、状況を共有しやすい。スケールを使用しない場合も、このような視点で見ていくことが重要。下記のスケールでは、20～24点は軽度または発生初期、0～19点は中等度～重度の混乱・錯乱状態と評価する。

サブスケール	項目	点	内容
サブスケールI 認知・情報処理	認知・情報処理ー注意力 (注意力-覚醒-反応性)	4	注意力・覚醒が完全である
		3	注意力・覚醒が散漫または過敏・過剰
		2	注意力・覚醒が変動する、または適切でない
		1	注意・覚醒が困難である
		0	意識覚醒・反応性が低下している
	認知・情報処理ー指示反応性 (認知ー理解ー行動)	5	複雑な指示に従うことができる
		4	複雑な指示にゆっくりと反応する
		3	簡単な指示に従うことができる
		2	簡単な指示に従うことができない
		1	視覚的な指示に従うことができない
		0	行動が過少・不活発で傾眠状態
	認知・情報処理ー見当識 (見当識、短期記憶、思考・会話の内容)	5	時間・場所・人の見当識がある
		4	人と場所の見当識がある
		3	見当識が変動する
		2	（時間や場所の）失見当識があり記憶・想起が困難である
		1	（人や物に関する）失見当識状態で認知が困難である
		0	刺激に対する認知・情報処理能力が低下している
サブスケールII 行動	行動ー外観	2	きちんとした姿勢を保ち、外観が整い清潔さがある
		1	姿勢または外観のどちらかが乱れている
		0	姿勢と外観の両方が異常である
	行動ー動作	4	行動が正常である
		3	行動が遅いまたは過剰である
		2	動作が乱れている
		1	不適切で不穏な動作がある
		0	動作が低下している
	行動ー話しかた	4	話しかたが適切である
		3	いまひとつ適切な話しかたができない
		2	話しかたが不適切・不明瞭である
		1	話しかたや声が乱れている
		0	異常な声である

サブスケールIII 生理学的コントロール

生理学的測定値

■実際の記録値	正常値
体温	(36～37℃)
収縮期血圧	(100～160)
拡張期血圧	(50～90)
心拍数	(60～100)
整／不整（どちらかに丸をつける）	
呼吸数（1分間完全に数える）	(14～22)
酸素飽和度	(93以上)

■一定時間の無呼吸や徐呼吸があるか
（1分間の観察中に15秒以上あり、しかもそれが1回以上観察される）
□あり　　□なし

■酸素療法の指示があるか
□指示なし
□指示はあるが現在は酸素投与していない
□指示があり現在も酸素を投与している

生命機能の安定性

※□収縮期血圧と□拡張期血圧の両方、またはどちらかが異常であればそれを1として数える
※□心拍数の異常と□不整脈の両方、またはどちらかが認められれば1として数える
※□無呼吸、□呼吸の異常の両方、またはどちらかが認められれば1として数える
※□体温の異常は1として数える

点	内容
2	血圧、心拍数、体温、呼吸数が正常の範囲内でしかも整脈である
1	上記※のうちどれか1つが正常値を外れている
0	上記※のうち2つ以上が正常値を外れている

酸素飽和度の安定性

点	内容
2	酸素飽和度が正常値の範囲内(93以上)であり、しかも酸素の投与を受けていない
1	酸素飽和度が90から92のあいだであるか、または90以上でも酸素の投与を受けている
0	酸素投与の有無にかかわらず、酸素飽和度が90未満である

排尿機能のコントロール

点	内容
2	膀胱のコントロール機能を維持している
1	最近24時間以内に尿失禁があったか、またはコンドーム型排尿カテーテルを着用している
0	現在失禁状態であるが、留置カテーテルを用いているか間欠的導尿をしている、または無尿状態である

「日本語版NEECHAM混乱・錯乱状態スケールの開発およびせん妄のアセスメント」綿貫成明・酒井郁子・竹内登美子・諏訪浩・樽矢敏広、医学書院より一部引用)

手術当日からの合併症予防ケア

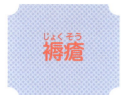
褥瘡
(じょくそう)

早期の離床促進とともに、好発部位の皮膚をチェック

低栄養でやせ型の高齢者に、とくに多い合併症です。一度起きてしまうと治療に難渋することが多いため、術直後からの皮膚の観察と保護に努めましょう。

◆予防には、離床と体位変換がいちばん

褥瘡は、消退しない発赤から始まります。同一部位に圧が長時間かからないよう、術直後の定期的な体位交換、早期離床が何より重要です。

また、尿や便などによる皮膚の湿潤も、皮膚トラブルや褥瘡発生の要因となります。とくにオムツ使用患者では要注意。清潔ケアを徹底し、撥水(はっすい)クリームなどで保護します。

◆深達度に合ったドレッシング材、薬を使う

褥瘡ケアは、「創部と周囲の洗浄」「薬剤の塗布」「ドレッシング材で保護」の3つが基本。

ドレッシング材にはさまざまな種類がありますが、初期の浅い褥瘡ではポリウレタンフィルムを、びらんや潰瘍(かいよう)がある場合には、ハイドロコロイドやハイドロポリマー、ポリウレタンフォームなどを貼るのが一般的です。

DESIGN-Rで重症度を評価し、治療にいかす

DESIGN-Rで定期的に重症度を評価し、治療経過を観察する。
適切なドレッシング材を選択するうえでも役立つ。

						月 日	/	/	/	/
Depth・深さ 創内のいちばん深い部分で評価し、改善にともない創底が浅くなった場合、これと相応の深さとして評価する											
d	0	皮膚損傷・発赤なし	D	3	皮下組織までの損傷					
	1	持続する発赤		4	皮下組織を越える損傷					
	2	真皮までの損傷		5	関節腔、体腔に至る損傷					
				U	深さ判定が不能の場合					
Exudate・滲出液											
e	0	なし	E	6	多量：1日2回以上のドレッシング交換を要する					
	1	少量：毎日のドレッシング交換を要しない								
	3	中等量：1日1回のドレッシング交換を要する								
Size・大きさ 皮膚損傷範囲を測定：[長径(cm)×長径と直交する最大径(cm)] *3											
s	0	皮膚損傷なし	S	15	100以上					
	3	4未満								
	6	4以上　16未満								
	8	16以上　36未満								
	9	36以上　64未満								
	12	64以上　100未満								
Inflammation/Infection・炎症／感染											
i	0	局所の炎症徴候なし	I	3	局所のあきらかな感染徴候あり(炎症徴候、膿、悪臭など)					
	1	局所の炎症徴候あり(創周囲の発赤、腫脹、熱感、疼痛)		9	全身的影響あり(発熱など)					
Granulation・肉芽組織											
g	0	治癒あるいは創が浅いため肉芽形成の評価ができない	G	4	良性肉芽が創面の10%以上50%未満を占める					
	1	良性肉芽が創面の90%以上を占める		5	良性肉芽が創面の10%未満を占める					
	3	良性肉芽が創面の50%以上90%未満を占める		6	良性肉芽がまったく形成されていない					
Necrotic tissue・壊死組織 混在している場合は全体に多い病態をもって評価する											
n	0	壊死組織なし	N	3	やわらかい壊死組織あり					
				6	硬く厚い密着した壊死組織あり					
Pocket・ポケット 毎日同じ体位で、ポケット全周(潰瘍面も含め)[長径(cm)×短径*1(cm)]から潰瘍の大きさを差し引いたもの											
p	0	ポケットなし	P	6	4未満					
				9	4以上　16未満					
				12	16以上　36未満					
				24	36以上					
部位 [仙骨部、坐骨部、大転子部(だいてんしぶ)、踵骨部(しょうこつぶ)、その他(　　　)]							合 計 *2				

*1："短径"とは"長径と直交する最大径"である　*2：深さ(Depth：d, D)の得点は合計点には加えない
*3：持続する発赤の場合も皮膚損傷に準じて評価する

©日本褥瘡学会／2013

Part 4

1日も早い回復と、退院後の生活のために

退院までの継続的なケア

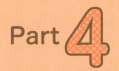

術直後の状態に問題がなくても、退院まで油断は禁物。
術後数日たってから、危険な合併症が起こることもあります。
継続的なモニタリングとケアを徹底しましょう。
同時に、退院後の生活でセルフケアが正しくできるよう、
患者や家族へのセルフケア支援もおこないます。

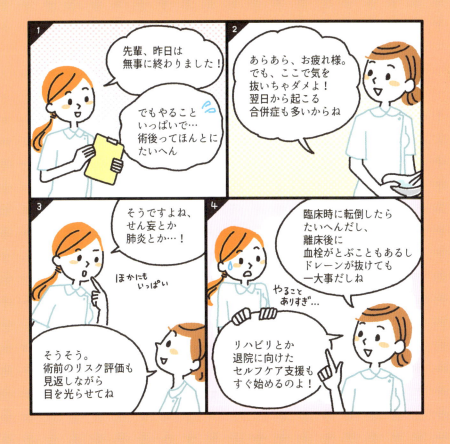

早期の機能回復、退院が いちばんのベネフィット

1日も早く体調が戻り、生活をとり戻すことが、患者の何よりの希望。
退院後の生活まで視野に入れ、合併症予防を含めた継続的なケアをおこないます。

退院までのかぎられた時間で、日常に戻るためのケアを

合併症を防いで早期回復をめざすケア、退院後の生活を見すえたケアを、並行しておこなっていく。

術後の継続的ケア

モニタリングの継続 → P138〜

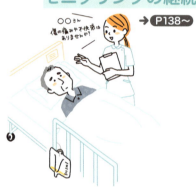

身のまわりのケア → P144〜

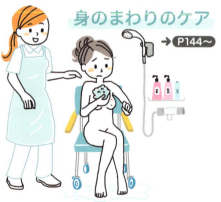

**合併症のリスクはつづく。
呼吸や循環をしっかりチェック！**

呼吸や循環、創部、ドレーンなどのモニタリングを継続する。合併症の徴候がないかに注意してアセスメントを。清潔ケアなど、身のまわりのケアもあわせておこなう。

退院後を見すえたケア＆指導

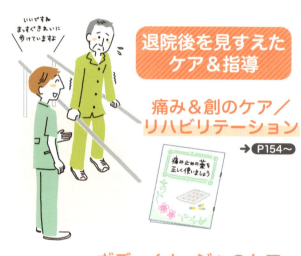

**痛み＆創のケア／
リハビリテーション** → P154〜

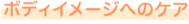

ボディイメージへのケア → P162〜

食事のケア → P166〜

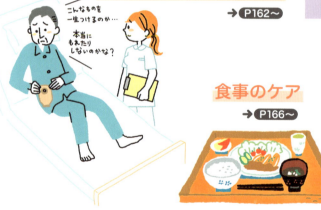

**退院後に向けたセルフケア支援は、
その人らしい生きかたの支援**

患者の退院後の生活を具体的にイメージし、個別のセルフケア技術を身につけてもらうことが、その人らしい生きかたの支援につながる。退院後の適切な服薬、受診の継続も、セルフケアのひとつ。

◆セルフケア支援の重要性が増している

術後は、最大限の体力回復をめざしてケアをおこないます。**また、入院期間の短縮化が進むなかで、重要性が高まっているのがセルフケア支援です。**術後早期の退院だと、患者や家族は不安を抱えたまま、新たな生活を構築しなければなりません。セルフケアが不十分だと、QOL（生活の質）の低下や合併症をまねくことも。**患者や家族の気持ちに寄り添いながら、セルフケア技術の獲得を促すことが大切です。**

◆本人の目標を理解し、そこに向けた支援を

退院後の生活に向けたケアで、もっとも大切なのは"患者本人がどうしたいのか"を理解することです。患者の希望をよく聞いて、目標を設定します。そして、**身体的機能や精神的機能だけでなく、生活歴、住居環境なども含めてアセスメントし、必要となるセルフケア技術や医療的サポートの活用などを考えていきます。**

退院後の生活は人それぞれ。必要となる支援もそれぞれ異なることを忘れないでください。

退院サマリーでの引き継ぎ

患者ID：000502310	氏名：○○○○
性別：女	生年月日：1945年2月15日

診断名	肺癌（腺癌ⅠA3期）
入院期間	2019年2月1日～2019年2月8日
アレルギー	有（薬品：　　　食物：　　　その他：　　）
キーパーソン	氏名：○○○○　続柄：長女 電話①：090-1234-5678　電話②：03-1234-5678
既往歴・手術歴	高血圧（2006年～、服薬継続中）

入院から現在までの経過（解決した課題を含めて要約）

2月2日、胸腔鏡下手術で右肺上葉切除。術後の痛みで痰の喀出困難となり、気管支鏡検査と深部吸引を実施。PCAの使用法も再指導し、術後3日目からの経過は良好

継続中の看護問題と経過（残された課題）

「薬はどうしてもつらいときだけ使うもの」と頑なに考える傾向があり、退院後の痛みのコントロール、慢性疾患の管理が課題

患者・家族への説明および受け止めかた

IC内容	IC時の反応
薬を継続使用しても効果は減弱しないこと、依存性はないことを薬剤師からも説明。痛みを少しでも感じたら、すぐ服薬するよう促した	薬剤師の説明により、納得できた様子。ただし、血圧の薬も自己判断で中止していた時期があるとして、長女が服薬管理を心配していた
IC同席者 □配偶者　□子ども　☑その他（　　）	自己管理法の理解度 現段階では理解できているが、フォローは要継続

その他特記事項

夫との死別後に食が細くなったとのことで、BMIは18.7。術後の食事も6割程度の摂食だった。独居であることからも、外来での栄養指導が望まれる

記載者：　　　看護師長：

→ P152～

残された課題は何？
チーム全員で共有を

看護師のかかわりかたも含め、リハビリの進み具合や心理的状況など、"残された課題"を具体的に記入する。患者の特性、治療において重視すること、周囲の協力体制などの情報もあると、外来での患者指導に役立つ。

外来でのフォロー

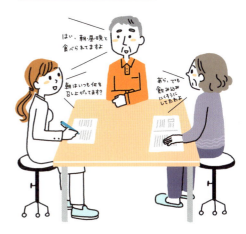

次の来院時までの目標を決めて
ひとつずつ解決していく

"食後の不快な症状が出にくい食べかたを心がける" "ストーマの装具管理が自分でできるようになる"など、2週間後の外来までの目標を決める。来院時に症状出現の頻度や患者の対処法を確認し、退院指導の効果を評価する。

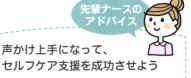

先輩ナースのアドバイス

声かけ上手になって、セルフケア支援を成功させよう

セルフケアの獲得には、動機づけも重要。ささいなことでも患者の努力を認め、本人の意欲を引き出せるよう心がけます。うまくいった行動、やりかたに着目し、成功体験として強化していきましょう。

退院までの継続的観察

1 呼吸　肺炎予防を念頭に置き、呼吸の観察をつづける

退院までの継続的観察でも、呼吸をはじめとする基本のバイタルサインの確認は必須。呼吸器合併症では、とくに肺炎に注意して、呼吸音の聴取などをおこないます。

◆呼吸のフィジカルイグザミネーションを徹底

手術翌日以降は、リフィリングにともなって気道分泌物が増加。肺の循環血液量も増えます。無気肺や肺水腫のリスクが高まるため、呼吸パターンとSpO_2を継続的に観察しましょう。

とくに低換気が起きりやすい背部の肺の聴診は、念入りに。呼吸器の消失は無気肺のサインです。異変があればすぐ医師に報告し、X線検査などにつなげることで、重症化を防げます。

無気肺や肺水腫でよく見られる特徴的な症状としては、「呼吸困難」「速くて浅い呼吸」などがあります。

なお、術後の痛みがつづいていると、呼吸機能低下の原因に。痛みのコントロールが十分にできているかも、あわせて確認してください。

◆3日目以降の肺炎の徴候にも注意

術後数日たつと、今度は肺炎のリスクが高まります。呼吸機能の低下によって痰がたまり、細菌が増殖するためです。呼吸機能が低下した高齢者では、とくに注意して呼吸音を聴取。ひんぱんに咳をしていないか、痰が膿性になっていないかも確認します。頻脈など、呼吸器以外の症状も、早期発見のための有用な情報です。

肺炎予防のためには、口腔ケアを徹底してください。歯科医や歯科衛生士に依頼し、口腔内細菌を除去してもらいます。これにより誤嚥性肺炎のリスクも減らすことができます。食事の際にむせていたり、飲み込みにくそうにしているときは、嚥下機能評価を。機能低下が認められればリハビリをおこないます。

X線画像に陰影がないか、継続的にチェック

術後のX線画像を見ておこう。呼吸状態に問題があるときは、医師の指示に従ってそのつど実施する。無気肺では境界不明瞭な陰影、肺炎では陰影浸潤、肺水腫では両側の肺野に広がる陰影が特徴的。

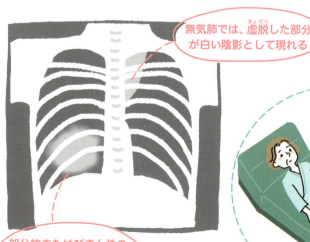

無気肺では、虚脱した部分が白い陰影として現れる

部分的またはびまん性の陰影では、肺炎を疑う

離床困難なときはポータブルX線で撮影

重症例では、ポータブルX線装置を使って病室で撮像する。立位での撮影とは見えかたが異なり、陰影が肺内側部や肺下部にあるように写ることが多いので、注意を。

2 循環　循環血液量が、順調に戻っているかをチェック

血圧や脈拍の確認は退院まで継続します。尿量の確認も忘れずに。
循環血液量が順調に戻っているかどうかのめやすとなります。

◆**バイタルサイン＆心電図を引きつづき確認**

術後数日たってから、循環器合併症を起こす可能性もあります。**脈拍と血圧の測定、末梢循環の触診などを継続的におこないます。**循環器系の基礎疾患があったり、心血管系の手術を受けた患者では、頻繁に確認しましょう。

また、モニター心電図の確認も怠らないようにします。**術後3日間はとくに、心筋梗塞を起こすケースが少なくありません。**ST上昇、ST低下など、心筋虚血のサインがあれば、至急、12誘導心電図の準備をして、医師に報告します。

経過が順調で、モニター心電図をはずした後に、循環器合併症が起こる可能性もあります。**バイタルサイン確認とともに、胸痛や息苦しさなどの異変がないかも注意して観察します。**

◆**尿量にも注意し、重大な合併症を防ぐ**

基本のバイタルサイン、心電図に加え、注意して見ておきたいのが尿量です。

多くの場合、手術翌日以降は、尿道留置カテーテルを抜去しています。尿量を目で見て確認できなくなるため、患者からの情報が頼り。1日何回尿が出たか、普段と比べて量が少なくないかを記録してもらいましょう。経過が順調なら、手術翌日以降はリフィリングにともない、尿量が増えてくるはず。**術後2、3日たっても乏尿（ぼうにょう）がつづくときは、合併症を疑います。**

SpO_2や血圧の低下、脈拍、呼吸音の減弱などが見られるときは、術後出血や感染を疑います。創部やドレーンの変化にも注意し、異常があればあわせて医師に報告します。

脈拍の異変に気づいたら、早めに心電図検査を

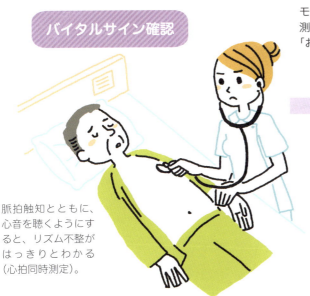

バイタルサイン確認

脈拍触知とともに、心音を聴くようにすると、リズム不整がはっきりとわかる（心拍同時測定）。

モニター心電図を外した後も、脈をきちんと測っていれば、不整脈などの異常に気づける。「おかしいな」と思ったら、すぐに心電図検査を。

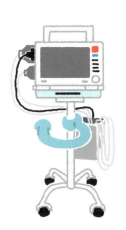

不整脈などの有無を確認

「おかしいな」と思ったらすぐ、心電図検査を。最近は心血管系の手術だけでなく、非心臓手術でも術後心房細動のリスクが高いことが指摘されており、高齢者ではとくに注意を要する。

退院までの継続的観察

3 創部・ドレーン
排液の性状変化を観察。ドレーンの予定外抜去にも注意

手術翌日以降は、創が順調に癒合しているか、出血や浸出液がないかなどをチェック。
ドレーンは、排液の観察とともに、正しく固定されているかも確認します。

◆順調に治癒し、上皮化しているかを見る

経過が順調なら、術後2、3日目には出血もなくなり、創が癒合しています。医師の指示に従って、創部に貼ったドレッシング材をはがしてください。創の洗いかたも、初回のシャワー浴の際に指導します（→P148）。

一方、膿性の浸出液が出ていたり、創部が赤く腫脹しているときは、手術部位感染（SSI）が疑われます。熱感も重要なサインです。医師に報告し、SSIと診断された場合はドレッシング材をはがして創を開放し、膿を排出。生理食塩水で洗浄し、抗菌薬で治療するのが一般的です。

SSIは術後5～7日ごろに起こることが多いため、ドレッシング材をはがした後も、注意してようすを観察しましょう。

◆ドレーンの屈曲や、離床後のズレも確認

創部に入れたドレーンも、排液の色が薄くなり、量が減少してくれば早期に抜去できます。手術翌日以降は、色、性状、量を必ず記録し、抜去のタイミングを医師に判断してもらってください。抜去は医師がおこないます。

血性の排液が急に出てきたり、排液量が増えたときは、縫合不全などのおそれがあります。発熱、頻脈、痛みなどの症状がないかを確認し、血液検査の結果とあわせて医師に報告します。

そのほかに気をつけたいのが、予定外抜去。離床の頻度が増えると、ベッド周囲の物品に引っかかったりして、ドレーンが抜けてしまうこともあります。テープできちんと固定されているかを必ず確認してください。

予定外抜去時は、早急に処置して医師を呼ぶ

予定外抜去が起きたときは下記のように対処して、医師にすぐ報告する。

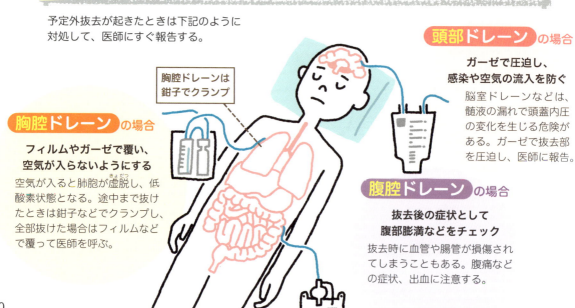

胸腔ドレーンは鉗子でクランプ

胸腔ドレーンの場合
フィルムやガーゼで覆い、空気が入らないようにする
空気が入ると肺胞が虚脱し、低酸素状態となる。途中まで抜けたときは鉗子などでクランプし、全部抜けた場合はフィルムなどで覆って医師を呼ぶ。

頭部ドレーンの場合
ガーゼで圧迫し、感染や空気の流入を防ぐ
脳室ドレーンなどは、髄液の漏れで頭蓋内圧の変化を生じる危険がある。ガーゼで抜去部を圧迫し、医師に報告。

腹腔ドレーンの場合
抜去後の症状として腹部膨満などをチェック
抜去時に血管や腸管が損傷されてしまうこともある。腹痛などの症状、出血に注意する。

4 痛み　内服薬への移行後も、痛みを継続的に評価

スケールを使った痛みの評価は、翌日から退院時まで継続します。
鎮痛薬の適正な使用とともに、薬の副作用にも注意を払ってケアします。

◆多くは数日後から、内服薬に切り替える

手術当日の痛みのケアと同様、スケールなどを用いて痛みを評価し、コントロールに努めます。

手術後のおもな鎮痛法には、硬膜外自己調節鎮痛法（PCEA）、経静脈的自己調節鎮痛法（IV-PCA）があります。数日間はこの方法を中心に痛みを緩和し、それでも痛むときには、NSAIDs やアセトアミノフェンの静脈投与を追加。その後は、徐々にアセトアミノフェンなどの経口鎮痛薬に切り替えるのが一般的です。経口鎮痛薬を適切に服用できているか、継続的に確認しましょう。

なお、経口鎮痛薬に切り替えた後で、思った以上に痛む場合も少なくありません。そのようなときにも、痛み止めを追加投与し、我慢せずに過ごせるよう対処します。

◆痛み止めの副作用は出ていない？

PCEAでは、悪心・嘔吐、低血圧、尿閉などの副作用が起きることがあります。オピオイドなどの薬剤による副作用、硬膜外カテーテル留置による合併症に注意。IV-PCAでのオピオイド投与時には、眠気や呼吸抑制などの副作用が起こりえます。バイタルサインとともに、意識は清明か、身体に違和感がないかなどを確認します。

NSAIDsの副作用では胃腸障害が多く見られます。胃潰瘍予防薬が処方されていたら、忘れずにいっしょに飲むよう指導を。胃の痛みなどが生じたときは医師に報告し、薬の変更を検討します。アセトアミノフェンには重篤な副作用が少ないものの、肝機能障害をきたすことがあり、血液検査の結果を注意深く見ておきます。

手術部位感染や縫合不全の可能性も考える

痛みがつづいたり、強くなったりするときは、術後痛でなく、手術部位感染（SSI）や縫合不全などの徴候かもしれない。痛み止めでの対処に終わらず、全身のアセスメントを必ずおこなう。

✓ バイタルサインの変化はない？

頻脈や呼吸数の増加、血圧低下などをともなうときは、出血によるショックの可能性がある。発熱も認められるときは、縫合不全や手術部位感染を疑う。

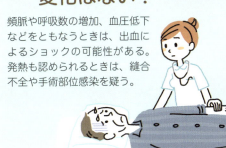

✓ 創部＆ドレーンの異常はない？

創部からの出血がないか、血性または膿性の排液が出ていないかを必ず確かめる。創部の熱感、腫脹、発赤などの感染徴候も見逃さないように。

退院までの継続的観察

5 術後せん妄 コミュニケーションを頻繁にとって、異変に気づく

術後せん妄にいち早く気づくには、積極的に声をかけてようすを確認することが大切。反応や表情をよく見て、昼夜逆転に陥っていないかなども観察します。

◆脳梗塞など、体の異常が隠れていることも

術後せん妄は、手術後数日間に起こりやすい合併症です。術後数日たってからも、見当識（けんとうしき）障害などの確認を継続。早期発見にもっとも役立つのは、こまめに話しかけることです。見落とされがちな低活動型せん妄の発見に、とくに有効です。受け答えが不自然な点だったり、呼びかけに反応しないときは、術後せん妄が疑われます。

なお、見当識障害の背景に、脳梗塞などの脳神経疾患が隠れていることがあります。血圧・体温の上昇やしびれ、瞳孔の異常などがないか、あわせて確認してください。脳神経疾患のほかに、低酸素血症などの呼吸器系の異常、脱水・低血圧などの循環器系の異常、貧血なども念頭に入れて、フィジカルアセスメントをします。

◆発症時は、チーム全体で治療にあたる

術後せん妄を発症したときには、ナースステーションに近く、観察しやすい個室に移動させます。興奮して暴れたり、ドレーンを抜くなどのトラブルが生じていないか、注意深く見守ってください。ほかの病棟看護師や、夜勤の看護師とも情報を共有。重症例では、リエゾンチームにもサポートを依頼します。

なお、ひんぱんに鳴り響く機械音や、大きな話し声が、患者の刺激になることも。静かすぎる環境もよくありませんが、機械のアラームはすぐに止めるなど、環境面での配慮も必要です。

夜間の不眠、日中の傾眠からせん妄に至る例も多いので、昼夜逆転を防ぐ声かけ、かかわりも大切です（→P147）。

見落とされがちな"低活動型せん妄"にいち早く気づく

例1 起きてはいるけれど返事がない

○○さん 傷の痛みや不快感はありませんか？

例2 昨日までは普通に話せていたのに、今日は反応がない

話しかけても反応が返ってこないときは、要注意。低活動型せん妄の可能性を考える。

低活動型せん妄とうつの違い

高齢者では、術後にうつを発症することも。低活動型せん妄と症状が似ているため、両者の違いを把握しておきたい。

	低活動型せん妄	うつ
発症の状況	突然発症する	しだいに発症が明確になる ライフイベントが引き金で発症する
経過	夜間に症状が強い傾向 数時間〜数日の持続時間	朝に症状が強い傾向 数週間〜数年の持続時間
注意障害	あり 集中力が低下する	なし、またはごく軽度
見当識（けんとうしき）障害	あり	部分的にあり
記憶障害	即時記憶、 近時記憶の障害あり	即時記憶、 近時記憶の障害あり

（「6 せん妄／不穏のマニュアル ③対応編：低活動型」菅原峰子、ブレインナーシングより引用）

6 血液　血糖値、炎症反応、肝・腎機能などを調べる

術後の血液検査の結果は、医師だけでなく、看護師もよく確認すべきもの。
バイタルサインの変動など、気になっている点とあわせて全身状態を捉えます。

◆**術前との数値の変化に注目する**

手術後は、バイタルサインなどに異変がなくても、必ず一度は血液検査をおこないます。

とくに注意したいのが、血糖値の変動。糖尿病の既往がある患者はもちろん、そうでない患者も血糖が変動することがあります。高血糖や低血糖があれば、早急な対処が必要です。

血液一般検査では、赤血球数、Ht（ヘマトクリット）、Hb（ヘモグロビン）をセットで見ます。減少時には、術後出血や、高齢者の術後に多い貧血などを疑います。白血球数やCRPの増加は、発熱などの感染徴候とあわせて判断を。

電解質バランスも、重要な確認項目です。輸液を継続している例では、種類や投与量が適切かどうかの判断材料にもなります。

◆**動脈血ガス分析を実施することもある**

どの結果を見るときも、術前の数値との比較を忘れずに。基準値内であっても、術前と大きく変化しているときは、「合併症などの問題が起きていないか」という視点で全身を見ます。

基礎疾患、術式、年齢などをふまえ、腎機能や肝機能などに異常がないかも見ておきましょう。

心不全のマーカーであるBNP（脳性ナトリウム利尿ペプチド）など、疾患ごとに特異的な項目を調べることも、よくあります。

ルーチンの検査ではありませんが、患者によっては動脈血ガス分析を実施することも。対象はおもに、呼吸器疾患、循環器疾患などがある患者です。肺切除などの手術後にSpO_2が低下したときなどに実施することがあります。

術後検査の一般的な項目と、注意点を知っておこう

血液検査で一般的に調べる項目について、術後の注意点を理解しておこう。

血液一般検査
白血球の増加や貧血、DVTなどがないかを見る
白血球の増加では手術部位感染や術後出血を、Hb減少時は貧血などを疑う。

血糖値
術後高血糖があれば早期に対応する
外科的高血糖（糖尿病）を生じていたら、インスリンなどで対処。非糖尿病患者でも注意。

電解質バランス
低K血症、高Na血症などがないかをチェック
低K血症、高Na血症などは、危険な不整脈につながるおそれがある。

栄養状態
たんぱく異化による変動が反映される
術後はたんぱく異化が起こり、Alb（アルブミン）などが低下。徐々にもとに戻る。

腎機能
尿量などとあわせて腎機能低下をチェック
慢性腎臓病（CKD）を有する患者ではとくに、Cr、GFRなどの数値を術前と比較。

肝機能
AST、ALTが上昇していないか調べる
肝機能が低下した患者では、術中・術後の薬剤の影響で障害が悪化することも。

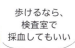
歩けるなら、検査室で採血してもいい

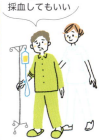

退院までの継続的なケア

1 排痰　水分摂取や離床などで自力での排痰を促す

痰の貯留をそのままにしておくと、呼吸機能が回復せず、細菌感染から肺炎を起こすおそれもあります。深呼吸の方法を指導し、排痰を促します。

◆痰をできるだけ出し、呼吸器合併症を防ぐ

呼吸器合併症の最大の予防策は、痰をできるだけ出すことです。

術前外来で呼吸リハビリをていねいに指導していても、術後に正しく実践できるとはかぎりません。方法を忘れてしまっている人も、"痛みや不安でそれどころではない"という人もいます。痰が貯留していたら、**こまめな水分摂取でのどを潤し、咳嗽で痰を出すように促します。**

また、痛みのために咳ができず、痰がたまっているおそれもあります。**痛みの程度を確認し、薬が効いていないようなら医師に報告します。**

呼吸機能を回復させるため、深呼吸の方法もあらためて指導しましょう。

◆半座位、座位の時間も長くしていく

仰臥位で過ごす時間が長いほど、痰が背部に貯留します。早期回復のためにも、こまめな体位変換や離床を促しましょう。離床といっても、最初から1日1時間も2時間も歩く必要はありません。大手術の後や、体力が低下した高齢者では、トイレまで行くのが精一杯というケースも多いもの。そのような場合は、**ベッド上で座位、半座位で過ごすだけでも十分です。車椅子で談話室に行き、ほかの患者や見舞い客と話して過ごすのも、よいリハビリです。**

"座ったり、移動したり、おしゃべりしたりして過ごしたほうが、早くよくなりますよ"と話し、離床への意欲を高めるように心がけましょう。

呼吸状態を改善するリハビリも役立つ

術後は呼吸が浅くなりやすい。深く呼吸するコツを伝えて、排痰を促す。無気肺などの予防にも有効。

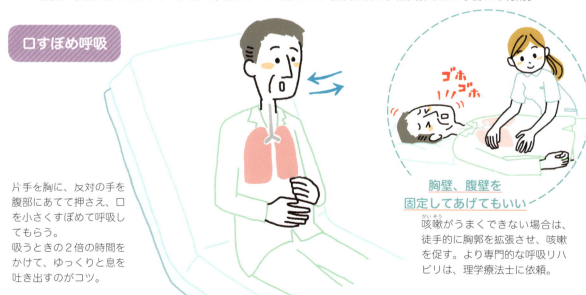

口すぼめ呼吸

片手を胸に、反対の手を腹部にあてて押さえ、口を小さくすぼめて呼吸してもらう。
吸うときの2倍の時間をかけて、ゆっくりと息を吐き出すのがコツ。

胸壁、腹壁を固定してあげてもいい

咳嗽がうまくできない場合は、徒手的に胸郭を拡張させ、咳嗽を促す。より専門的な呼吸リハビリは、理学療法士に依頼。

2 食事
早期に食事を再開し、全身の回復をめざす

早期の経口摂取は、腸の蠕動運動の回復、免疫機能回復に役立ちます。
誤嚥の有無、食事量、排泄の有無などをトータルで確認していきます。

◆経過がよければ翌日から食事がとれる

術後の絶食期間が長いほど、腸管の機能や免疫機能が低下し、術後イレウスなどのリスクも高まります。そのため現在は多くのケースで、手術翌日から食事が提供されています。

医師の許可が出れば、手術当日に飲水を再開し、翌日から食事をとってもらいます。飲水の際に、むせや飲み込みにくさがないか、確認しておくと安心です。

当日か翌日の早い時間に、口腔ケアを再開することも忘れずに。口腔内細菌を減らすだけでなく、嚥下機能の改善も重要な目的です。唾液の分泌がよくなり、食事の消化も促されます。

◆食道や胃の切除後も、早期に経口摂取を開始

食道がんや胃がん切除など、消化器系の手術の後も、絶食期間をできるだけ短くします。

とはいえ、すぐに普通食再開とはいきません。小腸の回復には術後4〜8時間、胃の機能回復には24〜48時間、大腸の回復には48〜72時間程かかるといわれています。**翌日は流動食や経腸栄養剤の摂取から始め、消化管の機能が回復するタイミングで、普通食に切り替えていくことが多いようです。**

なお、経口摂取再開後は、腸の音を必ず聞くようにします。ガスや便の有無も尋ね、腸の機能が順調に回復しているかを確かめましょう。

翌日から食事をとれるケースが多い

消化器系手術後などの例外を除けば、翌日から食事をとる。
術前の栄養状態を考慮し、管理栄養士と連携することも大事。

手術当日
飲水

手術翌朝〜
普通食

飲水は術後3〜4時間後から再開できることが多い。

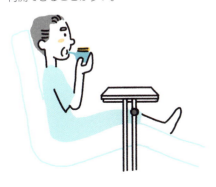

全身状態に異常がなく、嚥下機能も保たれていれば、普通食を再開。明確なエビデンスはないが、3分粥程度の食事から食上げしていくことも。

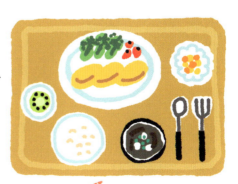

消化器系の手術後は、クリア流動食から始めることも
クリア流動食とは、具のないスープや栄養飲料、ジュース、牛乳などで構成される食事。消化吸収機能が低下していても負担がかからず、早期の経口摂取を実現できる。

退院までの継続的なケア

3 服薬
薬剤師と連携し、休止薬を再開する

患者の高齢化にともない、基礎疾患を有する人の手術が増えています。
持参薬を確認し、医師の指示どおりのタイミングで再開してもらいます。

◆再開指示の確認もれがないように！

　高血圧などの慢性疾患がある例では、**術後の服薬再開のタイミングをあらかじめ確認しておきます。患者自身にも術前外来で指導をします。**

　ただ、どのような手術であれ、患者にとっては一大事。いつもと違う環境に置かれるうえ、手術の心労もあり、忘れてしまうこともあります。「血圧のお薬は、今日の朝食後から再開してくださいね」などと、必ず声がけしてください。

　医師への確認だけでなく、薬剤師との連携も重要。手術中や手術後に予定外の薬を使うこともあり、持参薬との相互作用が懸念されます。予定どおりに再開してよいか確かめましょう。

◆なるべく早く、自己管理できるようにする

　患者のなかには、「痛み止めを使っているし、よけいな薬は飲まないほうがいいかも」と、自己判断で休薬してしまう人もいます。このような場合は、**術後は血圧などが変動しやすいこと、複数の薬を使っても悪影響はないことを、わかりやすく説明してください。**

　服薬を忘れた場合に、どのタイミングで飲めばよいかも、薬剤師と連携して指導します。

　なお、抗凝固薬などの一部の薬では、術前に変薬をしていることもあります。**血液検査の結果を確認しつつ、どのタイミングでもとの薬に戻すかを、医師、薬剤師に確認してください。**

看護師のモニタリング＆薬剤師の指導で、慢性疾患を管理

薬剤師主導で服薬管理をおこなう場合も、服薬のサポートと確認を怠らないように。ダブルチェックにより、服薬関連の事故を防げる。

〜手術直前
前日、当日朝も忘れず服用してもらう

術前外来で、慢性疾患の薬を持参するよう話しておく。手術前日や当日の朝も、指定したタイミングで飲んでもらう。

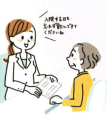

手術直後
術中〜術後の数値変動をよく見て

手術中に異変があれば服薬再開を見合わせ、別の薬で対処することも。術中からのバイタルサインなどの変動をよく見て、医師に相談。

再開の判断のためにも術直後からのモニタリングが重要！

翌日〜
主治医の指示に従い、早ければ翌朝から飲んでもらう

経過が順調で、医師から変更の指示がなければ、予定どおりのタイミングで服薬を再開。再開後も、バイタルサインなどの変化とあわせて問題がないかをチェック。

4 睡眠 せん妄予防のためにも睡眠サイクルを整える

睡眠のケアは、高齢者ではとりわけ重要。不安や興奮、活動低下などの理由で不眠がつづくと、術後せん妄を発症するおそれがあります。

◆**日中の活動を促し、夜間の睡眠を整える**

入院生活は、患者にとって非日常。まして術後となればなおさらです。多かれ少なかれ、普段の生活リズムは損なわれるものです。

ただ、**日中に眠って過ごす時間が多くなると、夜間の不眠に陥り、術後せん妄のリスクも高まります。**できるかぎり、普段どおりの生活リズムに近づくようにサポートしましょう。

離床を勧めることも、有効な方法のひとつ。談話室や売店に行くなどのちょっとした活動でも、夜の入眠がスムーズになります。

家族や友人などとの面会も、日常をとり戻すためのよい機会となるでしょう。

◆**薬も効果的。ただしせん妄リスクに注意**

入眠を促すためのリラクセーション法も有効。音楽やマッサージ、足浴などを試してみて、その人に合った方法を見つけることが大切です。

興奮や不安などで、寝つけなくなっているようなら、睡眠薬や抗不安薬の活用を検討します。

ただし、ベンゾジアゼピン系の薬は、せん妄との関連が指摘されています。せん妄リスクが高い患者では、別の薬を使うことも検討します。

また、**ベンゾジアゼピン系薬の副作用として、めまいやふらつきが起こることもあります。**はじめて服用した日の翌日は、離床の際にふらついたりしていないかを観察してください。

環境整備とコミュニケーションで、不眠やせん妄を防ぐ

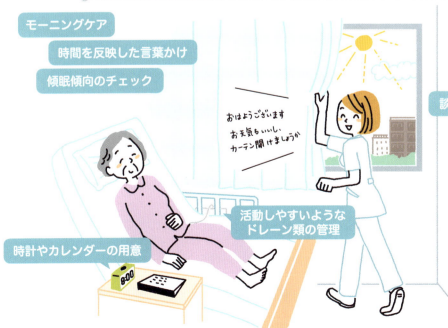

- モーニングケア
- 時間を反映した言葉かけ
- 傾眠傾向のチェック
- 時計やカレンダーの用意
- 活動しやすいようなドレーン類の管理
- 家族との面会
- 談話室などへの誘い

おはようございます
お天気もいいし、カーテン開けましょうか

不眠やせん妄を防ぐには、モーニングケアも大事。カーテンを開け、洗面や歯磨きなどを促し、生活にメリハリをつける。高齢者では、時計やカレンダーを目に入る位置に置いておくことも有効。

退院までの継続的なケア

5 清潔 創部の清潔ケアと全身の保清をおこなう

清潔ケアは、感染を防ぎ、爽快感を与えるだけでなく、生活にメリハリをつける役割も。シャワー浴の許可が出るまでは、清拭、洗髪も含めて援助をおこないます。

◆シャワー許可が出るまでは清潔ケアを実施

　シャワー浴の許可が出るまではベッド上で清拭をします。自分で動ける人には、できるところだけでも自分で拭いてもらうといいでしょう。大手術の後や、高齢で体力の消耗が著しく、自分で動けない場合には、看護師が清拭します。臀部に発赤がないかなど、皮膚の観察、ケアをかねておこなってください。ベッドサイドで使える"洗髪車"などを使って、洗髪も実施。爽快感が得られ、血液循環の促進にも役立ちます。

　創の回復が順調で、ドレーンが抜去されたら、シャワー浴の許可が出ます。初回はできるかぎり立ち会い、創の洗いかたなどを指導します。

◆歯科衛生士の訪問で、適切な口腔ケアを

　清潔ケアのなかでも、全身への影響が大きいのが、口腔ケア。口腔内細菌の除去は肺炎予防につながりますし、口腔マッサージは食欲増進に有効です。手術翌日か、早ければ手術当日には歯科医、歯科衛生士に来てもらい、口腔内チェックと口腔ケアを再開してもらいます。

　セルフケアも重要です。日ごろからていねいな歯磨きができていない患者には、歯科衛生士に指導を依頼し、食後の歯磨きやうがいを徹底してもらいます。口腔ケアは、退院後の回復にもかかわることを伝え、セルフケア意欲を高めるのが理想です。

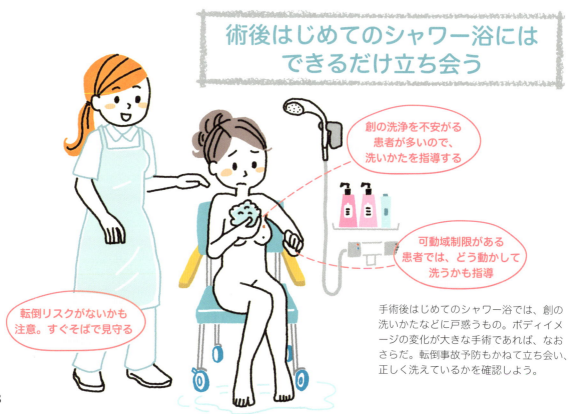

術後はじめてのシャワー浴にはできるだけ立ち会う

創の洗浄を不安がる患者が多いので、洗いかたを指導する

可動域制限がある患者では、どう動かして洗うかも指導

転倒リスクがないかも注意。すぐそばで見守る

手術後はじめてのシャワー浴では、創の洗いかたなどに戸惑うもの。ボディイメージの変化が大きな手術であれば、なおさらだ。転倒事故予防もかねて立ち会い、正しく洗えているかを確認しよう。

6 リハビリ 生活機能全般にかかわるリハビリをサポート

リハビリテーションといっても、運動機能のリハビリから、呼吸リハビリまで内容はさまざま。それぞれの専門職と連携し、リハビリをサポートします。

◆離床、歩行ばかりがリハビリじゃない

経過が順調なら、手術翌日から積極的に歩くことが、最大のリハビリです。

ただ、現在は高齢者の手術も増え、基礎体力が低下している例も少なくありません。翌日からの歩行には個人差が大きいことも知っておいてください。**ふらつきやすい人、転倒をおそれて離床できずにいる人には歩行介助が必要です。**

また、ベッド上で過ごすあいだも、リハビリはできます。関節可動域がせばまっている例では、足首やひざの曲げ伸ばし、腕の挙上などが有効。四肢のリハビリだけでなく、深呼吸などの呼吸リハビリテーションも積極的に促します。

◆清潔ケアの際にも、リハビリを意識して

リハビリの多くは、周術期チームの理学療法士などに依頼するのが通例です。ただ、まかせきりではいけません。その日におこなったリハビリ内容を把握し、余裕があるときには看護師も積極的にかかわるようにします。ねぎらいの言葉をかけることも、大切なケアです。

清潔ケアをおこなう際に、関節を動かすなどして、リハビリを進めるのもよいでしょう。とくに術後の経過が悪く、体動が不十分な例や人工関節置換術後などでは、拘縮予防に役立ちます。足首の曲げ伸ばしもおすすめです。静脈還流が促され、深部静脈血栓症の予防につながります。

術後におこなう代表的なリハビリを知っておこう

リハビリの内容は多岐にわたる。なお、整形外科の手術後は、関節を動かしてはいけない方向なども医師に確認。

I 運動機能回復訓練

理学療法士が中心となって進める

関節可動域の拡大や、筋力回復、歩行機能の向上などを目的とするもの。リハビリルームで、理学療法士が指導しながらおこなうことが多い。

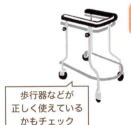
歩行器などが正しく使えているかもチェック

II 嚥下機能訓練

言語聴覚士や歯科医師、歯科衛生士と連携して

言語聴覚士（ST）や歯科医、歯科衛生士に依頼。嚥下にかかわる筋肉の刺激や、口腔マッサージなどで嚥下機能を高め、誤嚥を防ぐ。

III 呼吸リハビリテーション

理学療法士に依頼するか、器具でおこなう方法も

深い呼吸で換気機能を高め、排痰を促す。COPD（慢性閉塞性肺疾患）などの呼吸器疾患を有する患者、肺切除後の患者ではとくに重要。

IV 術式別のリハビリテーション

心臓リハビリテーションなどをパスに沿って実施する

たとえば心血管系の手術後は、心機能、全身機能が低下している。段階的に活動量を増やし、機能を回復させるためのプログラムが組まれる。

退院後を見すえたケア

セルフケア支援
退院後の生活状況を理解し、セルフケアを学んでもらう

術後のケアは、創や全身状態の確認だけではありません。ひとりひとりの今後の生活を具体的に思い描き、退院後のセルフケアがうまくできるよう、サポートをおこないます。

◆患者自身は、現状をどう理解している？

どんな場合も、治療の主役は患者自身。看護師をはじめとする医療従事者の役割は、術後の患者が機能を回復し、退院後も生活の質をできるだけ保てるよう支えることです。

ただ、多くの患者にとって手術ははじめての経験。過去に手術歴がある人でも、手術の内容や術式が異なることが多く、自分の体がこの先どうなるのか、うまくイメージできずにいます。

そこで重要なのが、現状で低下している機能と今後の回復について、十分に把握できるようにすること。そのうえで、低下した機能をどのように補うか、セルフケアのやりかたなどを指導していきます。

◆暮らしを知るほど、適切な援助ができる

適切な援助のためには、患者自身がこれまでどのような生活を送ってきたかをくわしく知ることも大切です。いわゆる「生活歴」です。

朝は何時に起きて出かけるのか。朝食、昼食、夕食は何時に食べているか。食事をつくるのは誰の役割か。こうした詳細な情報があってはじめて、実生活に役立つ退院指導ができます。

治療そのものはクリニカルパスに沿っておこないますが、退院後を見すえたケアでは、全人的かつ個別的に患者を見る視点が、何より大事。画一的なケアで終わらないよう、性格、価値観も含めて患者を理解し、望む生活が送れるようにサポートしていきます。

病状だけでなく、その人の暮らしや生きかたを知る

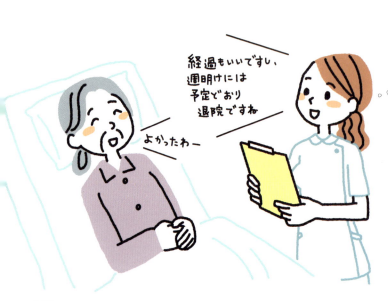

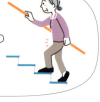

階段昇降はまだ危ないから、住環境の見直しが必要かな？

情報収集＆検討事項の例
- 生活リズム ・住宅環境 ・居住地域
- 独居か否か ・家族構成 ・性格
- 価値観 ・情報収集ツール ・収入
- 介護者・相談者の有無 ・自己決定能力

情報収集は、術前外来の段階で始まっている。さらに術後のケアをおこなうなかで知りえた情報、患者の思い、性格や考えかたなどを、退院後を見すえたケアにいかす。

セルフケアには3つの次元がある

手術で低下した生活機能の低下や喪失を理解するうえでは、下記の「セルフケア再獲得モデル」が役立つ。6種類のセルフケアについて、それぞれ「生命維持レベル」から「社会生活レベル」までの段階がある。

その他（ボディイメージやスピリチュアルなど）
ボディイメージの変化への適応のほか、"人生に価値を感じられるか"といったスピリチュアルな側面もある。

食
経管栄養を含めた生命維持レベルから、友人と食事を楽しめるような社会生活レベルまでの段階がある。

社会生活（家庭・地域・職業・余暇生活）レベルのセルフケア

生活基本行動レベルのセルフケア

生命維持レベルのセルフケア

コミュニケーション
見当識（けんとうしき）があり、何らかの形で発話できる段階から、コミュニケーションを楽しめるレベルまでがある。

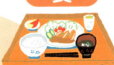

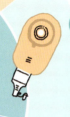

排泄
ストーマ造設例も含め、自分で排泄行為、排泄ケアができるかどうかで、日常や社会生活が変わってくる。

セクシュアリティ
異性との性行為や関係性だけでなく、性的な存在としての自分が損なわれたように感じていないかも重要。

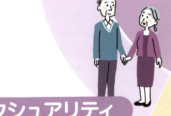
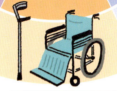

起居・移動
装具を使用すれば、自力で起居動作、移動ができるか、本人が望む社会生活を営めるかが鍵となる。

睡眠・清潔・整容・更衣
入浴、洗面、更衣などのセルフケアで、何とか清潔を保てる段階から、身だしなみを整える段階まである。

（『健康危機状況／セルフケアの再獲得』安酸史子・鈴木純恵・吉田澄恵編、メディカ出版より一部改変）

◆どんな生活を送りたいか、ともに考える

ケアの目的は、単なる機能回復ではありません。手術内容によっては、損なわれた機能を回復できないこともあります。必ずしも、リハビリによってもとの生活に戻れるわけではなく、生活行動がずっと制限されることもあります。

大切なのは、どんな生活を送りたいかという本人の思い。「これはやりたい」「できないと困る」といった希望を聞きながら、目標を明確にしていきましょう。**不足している機能は、新たなセルフケア技術で補い、必要なら装具や医療機器、医療的サポートの活用も検討します**。

◆努力すれば手が届く目標設定を

セルフケア技術獲得をめざす際には、**適切な目標設定を心がけます**。現状とのギャップがあまりに大きいと、心が苦しくなり、現実的な努力を継続できないからです。最終的なゴールは大きくていいので、そこに向かって、スモールステップで課題を達成していくことが大切です。

たとえば心血管系の手術を受けた場合。**手術後は、「休憩せずに50m歩く」といった小さな目標から始めます**。退院後は数か月ほどかけて、「簡単な家事をする」「仕事に通常復帰する」など、望む生活に近づけていくようにします。

退院後を見すえたケア

家族&社会の支援

家族のケア技術を高め、社会資源の活用も提案

セルフケア技術は、本人だけでなく家族にも身につけてもらうようにします。
退院後の心身に変化が生じたときに、家族の助言や手助けが支えとなります。

◆セルフケア方法を家族にも覚えてもらう

セルフケア技術の指導を受けていても、退院して自宅に戻ってみると、不安になるものです。「この方法で合っているのか」「入浴時はどうすればいいんだっけ」など、さまざまな疑問がわき上がります。簡単な生活動作が思うようにできず、イライラすることもあります。

周囲の支援を得ながら、セルフケア技術を徐々に高めていけるよう、家族にもセルフケア法を覚えてもらいましょう。 退院指導の際に、家族の同席を促します。退院後の生活について理解を含め、セルフケア技術を身につけることで、家族自身の不安や混乱も軽くなります。

同居家族がいなければ、キーパーソンとなる親族、友人などに同席してもらってください。

◆退院支援看護師や、その他専門職とも連携

手術後の生活が、手術前と著しく変わってしまう場合、本人、家族だけではうまくやっていけないこともあります。「自分たちで解決しなくては」という思いから、精神的にも肉体的にも追い込まれてしまうことも。**過度な負担がかからないよう、社会福祉制度の活用も検討します。** 治療費の負担で生活が困難な場合も同様です。

退院調整看護師やソーシャルワーカーに、退院後の課題を伝え、本人、家族との話し合いの場を設けます。 身体的な障害が残る患者には、障害者手帳の取得とともに、訪問介護、訪問看護などの活用が有用です。障害にまつわる悩みを抱える患者には、セルフヘルプグループへの参加なども勧められます。

その人らしい生活を、社会全体で支える

障害が生じたときには、低下した機能をソーシャルサポートで補いながら、
自らの意思決定のもとで生きていけるよう援助する。

医療保険制度

訪問看護などの活用で、治療上のケアを受けられる
医療保険制度を使うと、訪問看護や訪問リハビリテーションのサービスを頻繁に受けられる。

介護保険制度

ホームヘルプなどを活用し、自立した生活を送る
訪問看護、訪問入浴などの多様なサービスのほか、福祉用具の貸与も制度の対象となる。

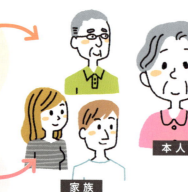

家族

本人の意思決定をもとに、可能な範囲で家族が援助する。

本人

社会福祉サービス

障害がある人の生活全般をサポート
障害者自立支援法にもとづく制度。ホームヘルプのほか、短期入所などのサービスも含む。

セルフヘルプグループなど

病気や障害にかかわる心の支えも必要
機能低下、ボディイメージの変化によるつらさについて、患者どうしのつながりで支え合う。

外来での継続看護に役立つ、退院サマリーをつくる

円滑な退院支援のために欠かせない、退院サマリーの作成業務。キーパーソンの情報、現在抱えている看護課題、退院後に想定される看護課題を明確に記し、外来での継続支援につなげる。

患者ID：000502310　　氏名：○○○○
性別：女　　　　　　　生年月日：1945年2月15日

診断名	肺癌（腺癌 IA3 期）
入院期間	2019年2月1日〜2019年2月8日
アレルギー	有（薬品：　　　　食物：　　　　その他：　　　　）
キーパーソン	氏名：○○○○　　続柄：長女 電話①：090-1234-5678　電話②：03-1234-5678
既往歴・手術歴	高血圧（2006年〜、服薬継続中）

（吹き出し）キーパーソンの把握は重要。退院指導にも立ち会ってもらう

入院から現在までの経過（解決した課題を含めて要約）

2月2日、胸腔鏡視下手術で右肺上葉切除。
術後の痛みで痰の喀出困難となり、気管支鏡検査と深部吸引を実施。
PCAの使用法も再指導し、術後3日目からの経過は良好

継続中の看護問題と経過（残された課題）

「薬はどうしてもつらいときだけ使うもの」と頑なに考える傾向があり、
退院後の痛みのコントロール、慢性疾患の管理が課題

（吹き出し）残された課題を外来看護師にフォローしてもらう

患者・家族への説明および受け止めかた

IC内容
薬を継続使用しても効果は減弱しないこと、依存性はないことを薬剤師からも説明。痛みを少しでも感じたら、すぐ服薬するよう促した

IC時の反応
薬剤師の説明により、納得できた様子。
ただし、血圧の薬も自己判断で中止していた時期があるとして、長女が服薬管理を心配していた

IC同席者
☐配偶者　☐子ども　☑その他
（　　　　　　　　　　）

自己管理法の理解度
現段階では理解できているが、フォローは要継続

（吹き出し）インフォームド・コンセントの場で十分に理解できていたかも確認

その他特記事項

夫との死別後に食が細くなったとのことで、BMIは18.7。
術後の食事も6割程度の摂食だった。
独居であることからも、外来での栄養指導が望まれる

記載者：　　　　　　看護師長：

退院後を見すえたケア

痛み&創のケア
退院後の痛みは自分で管理。受診すべき痛みも知ってもらう

術後の痛みは手術につきもの。退院後にどの程度の痛みが残るか、創はどのように変化するか、どうやってケアすればよいかを退院までに正しく理解してもらいます。

1 アセスメント

◆痛みが生活におよぼす影響を、まず考える

退院後を見すえた痛みのケアでは、まず、現状の正確なアセスメントが重要です。手術後の痛みがどのように推移し、現状でどの程度まで改善されているかを、スケール（→P107）などをもとに確認してください。通常は術後数日ほどで、痛みが徐々にやわらぎ、アセトアミノフェンなど経口鎮痛薬への切り替えがおこなわれます。退院時にも、次回外来までの2～4週間分の内服薬が処方されます。内服薬の現在の使用頻度と、改善度合いをよく確認したうえで、退院後の痛みの程度を予測してください。

創の治癒についても、現時点までの推移をもとに、退院後に起こりえる変化を予測します。入院期間が短縮された現在では、術後に手術部位感染（SSI）などの合併症が起きる可能性もあります。

現状を正確に把握し、退院後に起こる変化を予測

退院後の生活様式とあわせて、退院後の痛みと創の変化を予測。

痛みのアセスメント

「術後2日目以降は10段階の2で推移。でも手術当日は、薬をあまり使わないようにして、がまんしてた……！」

「『普段から、薬はなるべく飲まないようにしている』とも言ってたな」

↓

痛み止めの使いかたの指導が必要？

「日本舞踊を教えていると聞いた。いつから再開するかにもよるけれど、動いた後に痛みが出るかもしれない」

↓

仕事や社会活動などの把握と調整が必要？

創のアセスメント

「出血もわずかで、2日目には被覆終了。いまも炎症や出血などはない」

「でも、術後4日目に退院だから、縫合不全やSSIのリスクはゼロじゃない」

↓

発熱など、すぐ受診すべき症状についての指導が必要？

生活様式や性格を理解し、退院後の痛みのケアにつなげる。「薬はなるべく飲まない」という考えをもつ患者ではとくに注意。創のケアでは、合併症のリスクなどを予測検討する。

2 計画立案

◆ 性格、価値観、生活様式をもとに考える

アセスメント内容をもとに、退院までにどのような指導をおこなうとよいかを考えます。

ここで重要となるのが、本人の性格や価値観、生活様式などに対する理解。たとえば責任感が強く、すぐ職場復帰したいと考えている例では、痛みが強くなったり、創に異変が生じたりしても、仕事を優先して受診を遅らせる可能性があります。"周囲に心配をかけたくない""病気のことを知られたくない"といった理由から、痛みがあるのに無理をしてしまう人もいます。

こうした個別的要因をふまえ、どのような指導が有効かを考えましょう。

◆ パンフレットなどの資材も積極的に使う

痛みが強く出やすい術式では、痛みのケアも長期におよびます。たとえば肺がん治療のために開胸術を受けた患者では、1年以上にわたって痛みがつづくことも（開胸術後疼痛症候群）。消化管切除術などでは、退院後に腸閉塞を発症し、強い内臓痛が生じることもめずらしくありません。このような場合は、痛み止めで対処せずに、すぐ受診する必要があります。

このように、術式に特有の痛みへの対処法も、正しく知っておいてもらう必要があります。

最近は、「〇〇がんの手術を受けた患者さんへ」といった資材も充実しています。指導内容を忘れて誤った判断をしてしまうことのないよう、パンフレット類も用意しておくといいでしょう。

指導の内容を、より具体的に検討する

退院までの指導でとくに伝えるべき点について、下記の視点で考える。

日常生活 に関する指導

日常生活動作における痛みのほか、食後の痛みが起こる手術も

朝起きてから就寝するまでの、その人の生活を想像。どのようなタイミングで、どのような痛みが出そうかを考えて、指導にいかす。

症状のモニタリング に関する指導

スコアを毎日記録してもらうと、互いに把握できる

退院後の痛みを毎日記録し、外来時に持参してもらうのもいい。どんな行動のときに痛みが出やすいか、自分で気づくヒントにもなる。

自己管理方法 に関する指導

「飲酒時はどうする？」など、生活様式を考慮した服薬法を説明

病院と異なり、日常ではさまざまなシチュエーションがある。痛み止めの使用法もそれをふまえて指導。痛みが出にくい過ごしかたも考える。

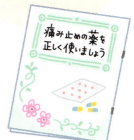

社会生活 に関する指導

残業や長時間の労作がある仕事なら、どうすればよいかを話し合う

就労者では勤務時間、形態、残業の有無などを把握したうえで、痛みの対策を検討。満員電車を避けて時短勤務にするなどの方法もある。

経過観察 or 受診の判断 に関する指導

「こんなときは受診」の説明は、できるだけ具体的に

「異変があれば来てくださいね」だけでは伝わらない。合併症を疑う痛みや創の変化、すぐ受診すべき症状について、わかりやすい表現を考える。

3 実施

◆創を見るたび不安になる患者も多い

P155で立案した内容で、退院前の指導を実際におこなうときは、看護師自身にゆとりのあるタイミングで。**急ぎの業務をすませたうえで訪室し、質問しやすい雰囲気づくりを心がけます。**

看護師にとっては、毎日のように見ている創や痛みでも、患者にとっては重大な異変です。**不安そうな表情を見逃さず、懸念事項をひとつひとつていねいに解消してください。家族やキーパーソンの不安にも、共感的に対応します。**

◆創を見るだけでつらくなる人もいる

患者によっては、創を見るだけで気分が落ち込む人もいます。開胸、開腹による大きな切開創なら、なおのこと。手術創は「健康でなくなった自分」の象徴にもなりえるのです。老化による機能低下を感じている高齢者では、「自分はもう長くない」と思ってしまうこともあります。

創のセルフケアにはこのような心理的苦痛をともなうことも理解し、相手の思いに寄り添ってください。そのうえで、下図のように治癒し、徐々にめだたなくなっていくことも伝えます。

痛みと創の変化を、わかりやすく伝えておく

痛みのケア

退院時に処方された内服薬は惜しまずに飲む

少しでも痛みがあれば、痛み止めを飲むのが原則。次回来院予定時までの十分な量が処方されるので、"もっと痛くなったときのためにとっておこう"などと考えず、薬をしっかり使ってもらう。術式によっては運動時に創が痛んだり、食事の1回量が多いときに腹痛が起きるため、生活にまつわる指導を守ってもらうことも大切。

ケア方法
- ☑ 痛みが少しでもあれば、痛み止めを飲む
- ☑ 運動や食事に関する、医師の指示を守る

受診すべき状態
- ☑ いつもと違う強い痛み、刺すような痛みがあるとき
- ☑ 薬を飲んでも痛みが治まらないとき　など

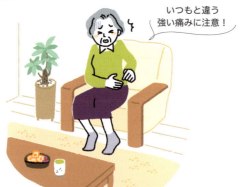

いつもと違う強い痛みに注意！

痛みと創のケアを、具体的にわかりやすく説明する。生活者の視点に立って話すことが大事。

創のケア

創を見てふれることからスタート。退院後の経時的変化も伝える

術後すぐの段階では、傷にふれるのが不安な人も。無理のない範囲で、傷を見たりふれたりすることを促し、退院までにケアができるようにする。普段どおりにシャワー浴や入浴可能なこと、その際に石けんを泡立て、手でやさしく洗うことなどを伝える。退院後は、糸が少し出てきただけでも不安になる患者が多いので、受診すべき症状とそうでない症状を明確に伝えておく。

ケア方法
- ☑ そのまま入浴し、石けんで洗う
- ☑ 指示があればテープを貼っておく

入浴時の注意点など日常に即した情報を

受診すべき状態
- ☑ 創からの出血、排膿、においがある
- ☑ 創部に赤みや腫脹があり、発熱している
- ☑ 創が離開している　など

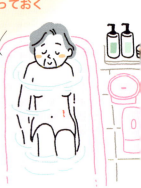

4 計画

◆退院までのあいだに不安を軽くする

退院するその日まで、痛みと創のケアはつづきます。**スケールで痛みを評価し、創部の発赤、熱感、腫脹などがないかもよく確認してください。**ケアの際に、患者から新たな疑問が出てきたときは、そのつどていねいに説明します。

離床の時間が増えるとともに、体動時の痛みが気になってくることも。どのような動きや姿勢のときに痛むかをよく聞いたうえで、痛み止めは必要なだけ使ってもらうようにします。

◆残された課題を外来看護師に引き継ぐ

痛みや創のセルフケアについて、気がかりな点があれば、「残された看護課題」として退院サマリーに記入します。外来看護師がこの内容をチェックし、セルフケアができているかを次回来院時に確認。フォローを継続します。

退院のタイミングでは、すぐ受診すべき状況を再確認します。具体的には、"これまでに感じたことのない強い痛み""創の発赤や熱感、滲出液"など。翌日の外来受診でいいのか、救急外来を受診すべきかも伝えておくようにします。

ラウンド時のコミュニケーションで、理解度を確かめる

"くわしく説明したから大丈夫"と思わず、ラウンドのたびにコミュニケーションをとって理解度を確かめて。

退院までのフォロー

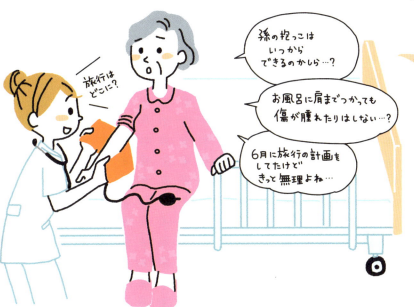

説明の場では話を理解しきれず、あとから疑問がわいてくる患者もいる。ささいな疑問でも軽視せず、ていねいに回答を。その場で答えきれないときは、あとでもう一度時間をとる。

退院後の継続的フォロー

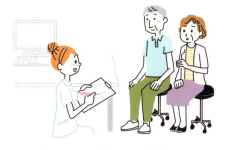

退院サマリーなどをもとに外来で指導を継続。退院後に、痛みと創のケアができているか、困っていることがないかを確かめる。

退院後を見すえたケア

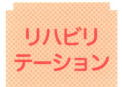
リハビリテーション

帰宅後のリハビリ内容と生活上の注意を覚えてもらう

リハビリが不十分だと、手術で低下した機能がさらに悪化します。
術後早期の段階から、退院後を見すえた長期的視点でリハビリを始めます。

1 アセスメント

◆理学療法士と連携して、できることを把握

退院までのリハビリとして欠かせないのが、ADL（日常生活動作）の回復を目的としたもの。さらに手術内容や全身機能に応じ、嚥下・呼吸機能、高次脳機能などのリハビリを実施します。

しかし、数日〜1週間で退院する患者が多い現状で、退院前にすべてを終えるのは困難です。理学療法士らが中心となり、退院後を見すえた個別の計画を立て、自宅での継続を促します。

そのために必要なのが、ひとりひとりの生活様式をふまえた適切なアセスメントです。現状でできること、できないことを明確にし、理学療法士ら専門家と情報を共有します。

日常生活動作が、現状でどこまでできるかを見る

下記のバーセルインデックスなどを使い、現状のADLを評価。今後の目標設定にも役立つ。

食事	10：自立。必要に応じて自助具を使用して、食物を切ったり、調味料をかけたりできる 5：食物を切ってもらう必要があるなど、ある程度介助を要する 0：上記以外
車椅子とベッド間の移動	15：移動のすべての段階が自立している（ブレーキやフットレストの操作を含む） 10：移動の動作のいずれかの段階で最小限の介助や、安全のための声かけ、監視を要する 5：移動に多くの介助を要する 0：上記以外
整容	5：手洗い、洗顔、整髪、歯磨き、ひげ剃りができる 0：上記以外
用便動作	10：トイレ動作（便器への移動、衣服の始末、拭き取り、推薦操作）が介助なしにできる 5：安定した姿勢保持や衣服の着脱、トイレットペーパーの使用などに介助を要する 0：上記以外
入浴	5：すべての動作を他人の存在なしに遂行できる（浴槽使用でもシャワーでもよい） 0：上記以外
平地歩行	15：少なくとも45m、介助や見守りなしに歩ける（補助具や杖の使用は可。車輪つき歩行器は可） 10：最小限の介助や監視下で少なくとも45m歩ける 8：歩行不能だが、自力で車椅子を駆動し少なくとも45m進める 0：上記以外
階段昇降	10：1階分の階段を介助や監視なしに安全に上り下りできる（手すりや杖の使用は可） 5：介助や監視を要する 0：上記以外
更衣	10：すべての衣服（靴のひも結びやファスナーの上げ下ろしも含む）の着脱ができる（治療用の補装具の着脱も含む） 5：介助を要するが、少なくとも半分以上は自分で、標準的な時間内にできる 0：上記以外
排便コントロール	10：随意的に排便でき、失禁することはない。坐薬の使用や浣腸も自分でできる 5：ときに失禁する。もしくは坐薬の使用や浣腸は介助を要する 0：上記以外
排尿コントロール	10：随意的に排尿できる。必要な場合は尿器も使える 5：ときに失禁する。もしくは尿器の使用などに介助を要する 0：上記以外

（『Functional evaluation: the Barthel Index.』Mahoney F.L & Barthel D.W.,Maryland State Med Journal より引用）

2 計画立案

◆本人、家族の希望をよく聞き、計画を立てる

具体的な計画立案は通常、理学療法士ら専門家が中心となっておこないます。看護師に求められるのは、"患者が何を望んでいるか"を理解し、その橋渡し役となること。そして退院から外来まで、継続的な支援をおこなうことです。

そのためには、患者と家族が優先的に望むこと、できるようになりたいことを知っておく必要があります。これには生活様式だけでなく、価値観、性格も大きく関係します。術前からのコミュニケーション、信頼関係構築が重要です。

正確な現状理解から、現実的な目標設定へ

厚生労働省「リハビリテーション総合実施計画書」の一部抜粋。現状の機能にもとづく"している活動(ADL)"と、リハビリで獲得しようとしている"できる活動(ADL)"を明確にする。

（リハビリテーション総合実施計画書、厚生労働省より一部抜粋）

> 心身の機能評価には、看護師のこまやかな観察と記録が重要！

> どこまでできるようになりたいか、現実的に可能かを、本人とも話して決めていく

> 栄養状態は、看護記録にもとづくこともあるが、管理栄養士が評価することが多い

> 本人の心の状態、家族関係なども、看護師がよく見ておく

3 実施

◆寝てばかりではよくないが、焦りも禁物

術後だからといって、横になってばかりでは、回復が遅れます。**手術翌日からリハビリ計画を実行に移し、全身機能とADLの回復を促すことが何より大切です。**

ただし、焦りや不安にかられて無理をすると、転倒、創の離開などのトラブルが生じることも。脳機能障害の術後では、過剰なリハビリで健側の筋肉が損傷される「過用症候群」も問題視されています。**できていることに目を向けながら、計画どおり少しずつ進めていくことが重要です。**

◆機能の低下、喪失に対する思いを受け止めて

機能の低下や喪失を受け止められず、回復への焦り、不安をつのらせる患者は、実際に多くいます。このような場合の心理的ケアも、看護師の重要な役割。**喪失感に寄り添い、励ますとともに、できるようになった点を伝え、"確実に前に進んでいる"ことを理解してもらいます。**

なお、リハビリ以外の要因で、焦りや不安、イライラが生じているケースもあります。痛みなどの身体的苦痛、退院後の現実的な諸問題などを抱えていないか、家族ともコミュニケーションをとりながら確認しておきましょう。

できていることに目を向け、前向きな姿勢を引き出す

専門的なリハビリは、リハビリ室でおこなうことが多い。看護師は病棟でのリハビリ支援と、心理的ケアに努める。

リハビリ室で

少しずつ前進。思うようにいかない日もある

たとえば人工股関節置換術では、全荷重で歩けるようになるまで数週間かかる。道のりは平坦ではなく、うまくできずにつらくなる日も、当然ある。

いいですね まっすぐきれいに歩けていますよ

理学療法士などの他職種と、つねに情報共有を！

病室で

痛みやイライラ、不安などの要因がないか注意

電子カルテで進行状況を把握しながら、心理的なサポートを。前に進まずつらくなっているときには、患者の努力を認め、課題をともに解決しようとする思いを伝える。

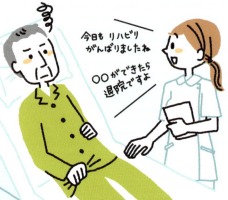

今日もリハビリがんばりましたね
○○ができたら退院ですよ

リハビリの妨げになる身体的要因がないかもよく見る

4 計画

◆生活動作の獲得が、退院のめやす

経過が順調で、身のまわりのことができるようになったら、退院許可が出ます。"**入院中のリハビリでここまで回復した**"**ということを患者、家族に話し、努力をねぎらってください**。リハビリのフィードバックと今後への動機づけです。

そのうえで、**自宅でおこなうリハビリ内容を確認します**。病院でのリハビリと異なり、すぐ近くで指導し、見守ることはできません。詳細が書かれたリーフレットがあれば、確認用に渡し、正しい方法でつづけられるようにします。

◆事故につながる注意点をよく伝えておく

退院後は、日常生活そのものも重要なリハビリです。簡単な家事などから始め、徐々に難易度を上げたり、活動量を増やしていきます。

ただ、リハビリ室での訓練とは異なり、自宅には段差などの障害物があります。安全にリハビリを進められるよう、その人の生活環境に応じた注意点を伝えておきましょう。

また、転倒後に激しい痛みが生じたり、創の出血などが認められたときには、すぐ受診するよう話します。**術式から考えられる具体例をあげ、わかりやすく伝えるのがポイントです**。

生活のなかで、"できるADL"を増やしていく

退院までのリハビリ

トイレ歩行
経過がよければ手術翌日から。おしりを拭くなどのこまかい動作も重要。

階段昇降
自宅での生活で階段を使う場合は、必須。装具を使って練習することも。

病棟内歩行
トイレ歩行の次は、病棟内、病院内を積極的に歩き、歩行能力を高める。

負荷をかけない姿勢＆動き
整形外科系の手術後は、脱臼などのトラブルを防ぐ起居動作を身につける。

関節可動域の拡大
腕を上げる、ひざを曲げるなどして、制限された可動域を少しずつ広げる。

最低限必要なADLを身につけたら、退院。日常生活動作を実践し、関節などの訓練も継続する。

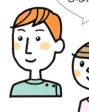

思うように進まなくても、そのつど現実的な修正をしながらとり組みます

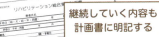

継続していく内容も計画書に明記する

帰宅後のリハビリ計画

日常生活動作の実践
家事や買い物など。"洗濯物を干すときは腕の挙上角度に注意"など、具体的にアドバイスする。

関節可動域の拡大
病院でおこなっていたのと同様に、肩やひざ、股関節などの可動域を徐々に広げていく。

装具の適切な使用
適切に使うことで体の機能が保たれる。自己流の使いかたになったりしないように注意を。

退院後を見すえたケア

ボディイメージへのケア
喪失体験に寄り添い、新たな機能獲得を助ける

ボディイメージの変化として代表的なのは、乳房切除術やストーマ造設です。しかしどんな手術でも、体の変化によるつらさが生じうることを、理解しておいてください。

1 アセスメント

◆否定的な感情に気づき、受け止める

手術は多くの場合、手術創などの体の形態変化や機能喪失をともなうもの。**とくにストーマ造設や乳房切除術などでは、"ボディイメージ"の大きな変化を余儀なくされます。**

ボディイメージの変化によって、患者は混乱や悲しみ、喪失感に襲われます。人生の価値が損なわれたように感じ、生きる意欲が低下することも。また、ペースメーカーなどの機器の留置や、人工関節置換術後にも、"機器に頼らなければ生きていけない"などの否定的な感情が生じることがあります。**このような反応にいち早く気づき、まずは受け止めることが大切です。**

新たなボディイメージの適応には、時間がかかる

乳がん患者の周術期のボディイメージの変化を下記の5つの項目から調べた。

ボディイメージの変化

- **身体的カセクシスの混乱**
  体や体の一部が過剰に気になってしかたがないなど。
- **身体の離人化**
  体や体の一部が自分のものではないような感覚。
- **身体境界の混乱**
  体の感覚が不明瞭に。義肢に痛みが出る"幻肢痛"など。
- **身体コントロール感の低下**
  自分で自分の身体をコントロールできるという感覚の低下。
- **身体尊重の低下**
  自分の体が大切で、尊いものだという自尊感覚の低下。

現状をどう受け止めているかに、ていねいに耳を傾けて！

周術期のボディイメージ変化の例

乳がん患者を対象とした調査では、ボディイメージは術前から退院後を通してあまり変化がなく、適応に時間がかかると考えられる。

周術期の感情状態の変化

術前に比べると低下しているが、退院後も、抑うつ、混乱、不安などの感情がつづくことがわかる。

(「乳がん患者のボディ・イメージの変容と感情状態の関連」萩原英子・藤野文代・二渡玉江、The KITAKANTO Medical Journal より引用)

2 計画立案

◆術前からの計画的なケアが重要

ボディイメージに関するケアは、イメージの再構築をめざしておこないます。これまでもっていたイメージを、現実の変化に合わせて少しずつ修正し、自尊感情をとり戻せるよう援助します。

手術によって起こる身体の形態的・機能的変化を、術前からていねいに説明しておくことも重要です。写真やビデオなどを使い、具体的にイメージできるようにします。

術後のケアでは下図の目標を念頭に置き、患者に寄り添うことが第一。退院後の生活を想定し、具体的なセルフケア方法も指導していきます。

◆コーピングの方略にも目を向けて

ボディイメージの変化に直面すると、多くの患者が動揺し、不安、羞恥心などを抱えるようになります。このようなストレス状況への対処法として、いくつかのコーピング方略があります。

問題焦点型コーピング（→P62）で、ボディイメージの変化を少しずつ理解し、ストレスを軽くしていけると、適応につながります。一方、身体の変化から目を背けつづけ、別の行動で気晴らしなどをくり返していると、適応は困難。患者自身がどのようなコーピング方略をとっているかを見極めたうえで、ボディイメージの再構築が促されるようサポートしてください。

5つの目標を意識して、段階的に進める

肯定的なボディイメージが少しずつもてるよう、5つの目標を意識して、ケアの計画を立てる。ストレスの強さ、反応や対処のしかたは人それぞれなので、ようすを見ながら無理なく進める。

せかしてはダメ。
ひとつずつ無理なく進める

目標1 手術部位の外観を徐々に受け入れる

手術で生じた切開創、手術によって変化した身体の形態を見るだけでも、最初のうちはつらいもの。手鏡でそっと見てみるなどの行動から始め、外観の変化を少しずつ受け入れられるようにする。

目標2 手術部位にふれて変化を探る

ケアのためには、創や障害部位にふれる必要がある。見ることに慣れて、心の動揺が落ち着いてきたら、創や障害部位にふれることを促す。無理強いはせず、表情などをよく見ながら進めることが大事。

目標3 障害部位のケアの必要性、方法を理解

この先の生活で必要となるセルフケアを、わかりやすく説明。セルフケアの重要性を理解し、方法を身につけてもらう。ストーマ造設などで機能的変化が生じたときには、とくに重要なプロセス。

目標4 日常生活での自立心、生活能力を高める

入院中は看護師のサポートのもとでケアをおこなうが、退院後は自分自身でケアしなくてはならない。"よりよい日常生活が送れるように"という目標のもと、自分でできることを増やしていく。

つねに寄り添い、よき助言者、相談者に

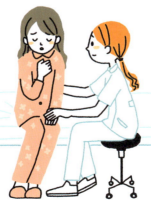

目標5 ボディイメージを再統合し、生活の変化に適応

新たなボディイメージのもと、生活様式の変化に適応できるようになることが最終的な目標。自己肯定感をもちながら社会生活を営んでいくためには、家族、友人などの理解、サポートを促すことも必要。

（「看護とボディイメージ」前川厚子、PTジャーナルより作成）

3 実施

◆**受容・共感的なかかわりを第一に**

術前に多くの情報提供があっても、実際に自分の体に起こってみると、大きな隔たりがあるもの。患者がショックを受けるのは当然のことです。**現実を否認したり、なかには攻撃的な言動をする患者もいます。**看護師は患者の心理的状況を理解し、どのような態度も受容的に受け止めてください。

そして、できるかぎり時間をとって、患者の思いを傾聴します。ボディイメージの変化は、排泄やセクシュアリティにかかわるものも多く、誰にでも気軽に話せることではありません。**看護師だからこそ、打ち明けてくれる深い思いもあるでしょう。そして看護師だからこそ、サポートすべき領域でもあります。**ていねいに耳を傾け、気持ちに寄り添いましょう。

◆**見たりふれたりすることを無理強いしない**

術後は、新たな機能獲得のために、セルフケア法を指導します。けれども、**変化した部位を直視できない、創にさわることができないというケースは少なくありません。**とくにストーマ造設では多く見られます。**このような場合、安易に励ましたり、無理に勧めたりするのは禁物。**患者の「できない」「したくない」という気持ちを尊重してください。そして、なぜできないのか、その理由を探っていきます。

ボディイメージはそれまでの体験や知覚にもとづいて獲得したものです。たとえば、患者が「女性の象徴としての乳房」に高い価値をおいているほど、乳房の切除・変形への適応は困難になります。また、術式の突然の変更、病状や今後の生活への不安、家族との関係などが、心理的な受け入れを困難にしていることもあります。

心のケアと具体的な支援、どちらも必要

ストーマ造設の例。下記のほか、術後の苦痛をできるかぎり緩和することも大切。

適応のための
心理的サポート

安易な励ましはNG。まず傾聴を
患者の話を傾聴し、共感的・受容的に接する。男性は気持ちを表出しにくい傾向があるので、表出を促す働きかけが必要なことも。不安が強ければ、医師に再度説明してもらうなど解決方法を探って。

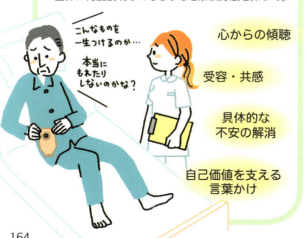

- 心からの傾聴
- 受容・共感
- 具体的な不安の解消
- 自己価値を支える言葉かけ

機能獲得のための
セルフケア支援

数日間で身につけなくてはいけないことも
「ストーマを直視できる」「排泄物を捨てることができる」「装具交換ができる」の3段階で進めていく。患者の能力に合わせて、できるかぎりシンプルな方法を、実際におこないながら指導する。

いっしょにおこない ひとつずつマスター

- 面板（めんいた）を正しい位置に接着できている？
- 面板のはがしかたは習得した？
- 内容物を自分で捨ててみた？
- 洗いかた、スキンケア法は合っている？

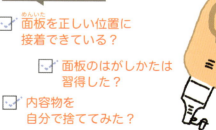

4 計画

◆どこまで適応できたか、引き継ぎを十分に

ボディイメージへの適応までは、さまざまな気持ちが入り乱れ、一進一退をくり返しながら、進んでいくもの。**退院後も継続的なフォローが不可欠です。「創を見ることはできるが、さわれない」「装具の交換はできない」などを、退院サマリーに記入してください。**

外来看護師は外来時に適応の進み具合をチェックし、再度セルフケア指導をしたり、情報を提供したりします。退院後も、看護師が気にかけてくれるという実感は、患者にとって大きな励みになるもの。「子どもとお風呂に入るのが不安」など、患者がとくに気にしていた内容があれば、確実に引き継いでおきましょう。

◆家族とも状況を共有し、サポートを促す

患者のボディイメージの変化は、家族にとっても心理的負担となります。**「ケアや援助の方法がわからない」「どんなふうに声をかければよいのか」などの悩みが生じるため、面会時などに家族にも声をかけてサポートしてください。**

ストーマ造設の場合は、家族もいっしょにセルフケアの方法を覚えてもらうことが大切。ペースメーカー機器などの留置後は、症状出現時の対処法などを説明しておきます。

また、患者の心理状況や適応過程も説明し、「創があっても変わらないよ」など、自己価値を支える言葉をかけてもらうようにします。**とくに乳がんはセクシュアリティにもかかわるため、パートナーの受け止めかたが重要です。**

QOLや新たな問題を確認しながら、外来でフォロー

オストメイトのためのQOL質問紙(Stoma-QOL)

下記のような問題やQOL(生活の質)の低下が新たに生じていないか、随時確認してフォローを。

今、あなたが感じていることを最も良く表現している回答にチェックを入れてください。	いつもある	時々ある	めったにない	まったくない
1. ストーマ袋の中身がいっぱいになると不安になる。	1	2	3	4
2. ストーマ装具がゆるむのではないかと心配になる。	1	2	3	4
3. いちばん近いトイレの場所を知っておく必要を感じる。	1	2	3	4
4. 装具がにおうのではないかと心配になる。	1	2	3	4
5. ストーマから聞こえてくる音が心配になる。	1	2	3	4
6. 日中に休憩する必要がある。	1	2	3	4
7. 着ることのできる衣服の選択がストーマ装具によって限られる。	1	2	3	4
8. 日中、疲れを感じる。	1	2	3	4
9. ストーマによって私は性的魅力がないように感じる。	1	2	3	4
10. 夜間、よく眠れない。	1	2	3	4
11. 装具の擦れる音が心配になる。	1	2	3	4
12. ストーマのために、私は自分の体をはずかしく感じる。	1	2	3	4
13. 外泊することが困難に思われる。	1	2	3	4
14. 自分が装具をつけているという事実を隠すのは、むずかしいことである。	1	2	3	4
15. 自分の状態が親しい人の負担になっていることが心配になる。	1	2	3	4
16. 友人と親しげに体を接触することを避けている。	1	2	3	4
17. ストーマのために、ほかの人たちと一緒にいることが自分にはむずかしくなっている。	1	2	3	4
18. 新しい人に会うことを不安に感じる。	1	2	3	4
19. ほかの人たちと一緒にいても、孤独を感じる。	1	2	3	4
20. 家族が自分に戸惑いを感じていることが心配になる。	1	2	3	4

© 2009 日本創傷・オストミー・失禁管理学会

退院後を見すえたケア

食事のケア
本人の嗜好を尊重しつつ、食事内容と１回量を調整

早期回復をめざすうえで、栄養は非常に重要。しかし消化器系手術後などは制限があり、思うように食べられない日もあります。退院後の食事管理方法を早期から指導しておきます。

1 アセスメント

◆**食習慣は人それぞれ。一律に考えない**

消化器系の手術後には、消化器の形態変化や機能喪失によって、消化器系の合併症や不快症状が起こりやすくなります。

できるかぎり術前の状態に近づけるために、食事のケアはとても重要です。**アセスメントは、「食習慣・環境」「身体機能障害」「精神機能障害」の３つの面からおこないます**。機能障害が同じ程度でも、食習慣や環境は人それぞれ。生活に沿わない一律的なケアは、QOL（生活の質）の向上につながりません。**まずは術前の食事量や食事回数、好ききらい、自炊か外食かなど、情報収集をていねいにおこなってください。**

食習慣や生活環境のほか、機能低下もアセスメントする

私たち管理栄養士がくわしくアセスメントします

習慣・環境

〔習慣〕
- 発症前の食事回数・量・時刻
- 好んで摂取する食品・調理法・味つけ
- きらいな食品・禁忌・アレルギー
- 食事に対する考えかた
- 嗜好：飲酒・喫煙・その他

〔環境〕
- 食事の場所・設備・食事中の環境
- 器具・用具の使用　　　など

実際のアセスメントは管理栄養士がおこなうが、身体機能障害や精神機能障害については、看護師からも情報提供を。

身体機能障害
- 視力・視野：食物・食器の知覚
- 味覚・嗅覚：味・においの知覚
- 口腔環境（歯・歯肉・口腔粘膜）
- 咀嚼(そしゃく)
- 嚥下(えんげ)
- 栄養障害
- 消化管の状態　　など

口腔ケアが苦手な人には、退院前の指導が必要！

脳卒中後や、認知機能低下が見られるときに注意

精神機能障害
〈高次脳機能障害〉
- 意識レベル・注意：食事への意欲・集中
- 記憶・認知：食物・食べたこと・方法などの認知・記憶
- 視空間認知：食物・食器の認知
- 失行：行為の遂行、器具の使用
- 抑うつ・精神的ストレス　　など

（『ナーシング・グラフィカ成人看護学② 健康危機状況／セルフケアの再獲得』吉田澄惠・鈴木純恵・安酸史子編、メディカ出版より引用）

2 計画立案

◆**社会生活、生活リズムをもとに立案**

たとえば胃の切除をした場合は、退院直後は5～6回食が勧められます。しかし、職場の環境や生活リズムによっては、分割食がむずかしいこともあるでしょう。そのような場合は、パックタイプの栄養ゼリーやビスケットタイプの栄養食品、チーズ、ヨーグルトなどで栄養補給をするよう提案します。

また、術後に化学療法を予定している患者では、吐き気や嘔吐、食欲不振などの副作用も考慮して、計画を立てる必要があります。

◆**指導時は家族にも同席してもらう**

退院後の食事については、食事づくりを担当する家族も不安に思っているものです。指導のときには家族やキーパーソンにも同席してもらい、直接説明することで、不安の軽減を図ります。自宅でも確認できるように食材の一覧表や調理の工夫をまとめた小冊子を用意しておくと、より確実です。

計画立案や指導は管理栄養士がおこないますが、患者や家族からの質問には看護師が対応することも多いもの。同じく説明できるように、ケア内容とその理由を把握しておいてください。

消化器系の合併症、不快な症状を想定しておく

術式から患者に起こりうる消化器系の問題を考えて、計画を立てる。

ダンピング症候群

胃切除後に多い合併症。冷汗、動悸などが起こる

小腸に食べものが急速に流入して起こる。食後30分以内に起こる早期と、食後2～3時間に起こる晩期がある。晩期症状時はあめなどで糖分補給を。

Point ↓

時間をかけてゆっくり食べる。発症時は横になるよう指導

逆流性食道炎

食道に消化液が逆流し、胸やけで苦しくなる

消化液が食道に逆流してひどい胸やけを起こす。胸やけが起こったら、水を飲んでしばらく座った状態（上半身を起こした状態）で安静にする。

Point ↓

食後30分間は横にならず上体を起こして過ごしてもらう

腹痛・下痢・便秘

消化器系全般の術後に多い。1回量や食材が影響

消化吸収がうまくいかないことが原因。食べすぎていないか、食材の偏りや不足はないかなどをチェック。脂肪や食物繊維は一度にとりすぎないように。

Point ↓

食事日記をつけてもらうと自分で把握できるようになる

腸閉塞

腸の蠕動運動が低下して癒着。便やガスが出なくなる

腸管の蠕動運動が低下して癒着が起こり、通過障害を生じる。便やガスが出なくなり、嘔気・嘔吐や腹痛などが現れる。開腹手術後に多い。

Point ↓

一度に食べすぎないことが大事。症状が出たらすぐ受診してもらう

③ 実 施

◆優先順位も考えて、実践可能なアドバイスを

食事指導では「あれもダメ、これもダメ」など禁止事項が多くなりがち。けれども、禁止事項ばかりでは、やる気も半減してしまうものです。食事が日々の楽しみとなるような指導を心がけましょう。**術式に応じて、食事の際の注意点を伝えたうえで、患者の食習慣・環境に応じて、「少なくともこれはやってほしい」ことを優先的にアドバイスしていきます。**

◆食事指導は、排泄ケアとセットで考えて

通常の食事に戻すには時間が必要です。個人差はありますが、半年～1年ほどかけて戻すように計画を立てます。回復具合のめやすとなるのが、消化器系の症状の有無と便の状態です。

排便の有無や性状、回数などを観察してもらい、食事の量や内容と結びつけて考えられるように指導します。また、頻回の下痢、腹痛、おなかの張りなどは腸閉塞が考えられますから、すぐに受診するように指導します。

消化器手術後の注意点、指導のしかたを覚えておこう

食事だけで十分に栄養が確保できなければ、経腸栄養剤などの併用も。

食材（食品）の選択の注意

食べてはいけない食材はないが、食物繊維の多い食品はとりすぎないよう注意してもらう。

食物繊維豊富なものは一度に食べすぎない

① やわらかく、消化しやすい食材（食品）を選び調理する
② 好ましい食材（食品）は、白身魚、脂肪分が少ない鶏肉や豚肉、豆腐、米飯、うどん、イモ類、果物類など
③ 量を控えるほうがよい食材（食品）は、食塩の多い加工品（塩辛、干物、めんたいこ、燻製品など）、刺激が強いもの（唐辛子、からし菜、カレー粉など）、油脂類など
④ コンニャクやワカメなどの海藻類は消化が悪いので小さく刻み、とりすぎに注意する
⑤ 貧血や骨粗鬆症を予防するため、鉄分やビタミンB_{12}、カルシウムが多い食材（食品）をとる
⑥ ガスが発生しやすいものは、イモ類、豆類、炭酸飲料、ゴボウなど
⑦ 下痢をしやすいものは、生もの、牛乳、ヨーグルト、冷たいものなど
⑧ 便臭を強くするものは、ニンニク、タマネギ、ニラ、チーズなど

調理上の注意

調理の工夫で消化を助けることができるが、調理を担当する家族の負担になることも。無理なくできる方法をいっしょに考えて。

① 消化によい調理法は、煮もの→蒸しもの→炒めもの→揚げものの順である
② 食材は小さく切る
③ 少量の油やくず粉やかたくり粉などを使い、のどどおりがよいようにする
④ パサパサしたものはゼラチンや寒天などで寄せる
⑤ 水分が多いものはすぐにおなかがいっぱいになるので、水分は少なめにする
⑥ 極端に冷たいものや熱いものは避ける
⑦ 葉つき野菜は、繊維の多い硬い部分より、葉先のやわらかい部分を使う
⑧ 野菜や果物は、皮を剝いたり、種をとり除く
⑨ 胃の切除術後では、胃酸の分泌の低下により殺菌作用が期待できないので、食品や調理道具を衛生的に扱う

食べかたの工夫

少量ずつをゆっくりよくかんで食べるのが基本。早食いの人にはひと口ごとに箸置きを使ってもらうなどの工夫も。

① 1回の食事は少量にして、食事回数を増やす
② ゆっくりと時間をかけて食べる
③ ひと口の量を少なめにする
④ 粗がみはせず、よくかむ
⑤ 口のなかの食物を飲み込んでから、次のひと口を入れる
⑥ むせたら最後までしっかり咳をして、呼吸が整うまで待つ
⑦ 食事は座って、姿勢を正して食べる
⑧ 食後はすぐに動かない
⑨ 楽しい雰囲気のなかで食べる

（「1 術後の退院指導のヒケツ」中原順子、消化器外科 NURSING より引用）

4 計 画

◆**退院後最初の外来で、状況を確認**

退院後の最初の外来で、管理栄養士が摂取状況のフォローをおこなうのが一般的です。**退院後の食生活をいっしょに振り返りながら、新たに生じた疑問や不安に応えていきます。**

食事ケアがつらいものになっていないか、患者や家族の精神状態もチェックしておきましょう。「よくがんばっていますね」など、患者や家族の努力をねぎらう声かけも大切です。

◆**症状がなければ、自分でアレンジしていい**

「食べているのに体重が増えない」と心配する患者もいますが、胃の切除後は3～6か月、長ければ1年ほど体重減少がつづきます。無理に体重を増やそうすると、かえって負担になります。あせらず気長に管理していくように伝えましょう。**慣れてきたら、新しい食材にチャレンジしたり、調理法をアレンジするのもよいでしょう。**最初は少量ずつ試してみて、胸やけや腹痛、下痢などの症状がなければ大丈夫です。

退院後の外来で、摂食状況のフォローをつづける

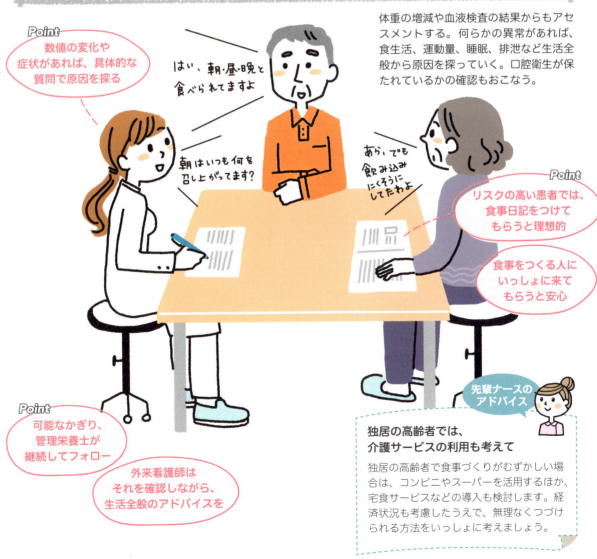

Point
数値の変化や症状があれば、具体的な質問で原因を探る

体重の増減や血液検査の結果からもアセスメントする。何らかの異常があれば、食生活、運動量、睡眠、排泄など生活全般から原因を探っていく。口腔衛生が保たれているかの確認もおこなう。

Point
リスクの高い患者では、食事日記をつけてもらうと理想的

食事をつくる人にいっしょに来てもらうと安心

Point
可能なかぎり、管理栄養士が継続してフォロー

外来看護師はそれを確認しながら、生活全般のアドバイスを

先輩ナースのアドバイス
独居の高齢者では、介護サービスの利用も考えて
独居の高齢者で食事づくりがむずかしい場合は、コンビニやスーパーを活用するほか、宅食サービスなどの導入も検討します。経済状況も考慮したうえで、無理なくつづけられる方法をいっしょに考えましょう。

和文さくいん

あ
悪性高熱症 ……………… 92,103
アシドーシス ………… 70,**97**,98
アナフィラキシーショック … 35,56
アルカローシス ………… 97,98
アレルギー ……………………… 56

い
閾値間域 ……………………… 102
意識 …………… 34,48,89,**92**,94,
　　　　　　　96,120,**132**,166
意思決定(支援) ………………… 62
異常高体温 …………………… 103
胃切除 ………………………… 167
痛み ………… 8,**28**,39,49,60,89,
　　　106,117,123,129,130,132,
　　　136,**141**,**154**,**156**,160
痛み止め …… 80,**107**,141,154,156
1秒率 …………………………… 68
医療関連機器圧迫創傷 ……… 108
飲酒(歴) ……………………… 58,166
飲水 ……………………… 112,145
インスリン …………………… 25,66
インスリン製剤 ………………… 57
咽頭痛 ………………………… 112
インフォームド・コンセント
　……………………………… 60,153

う
ウイルス性肝炎 ………………… 55
植え込み型除細動器 …………… 84
うつ ……………………… 77,142
うっ血性心不全 ………………… 36
うつ病 …………………………… 48
運動機能回復訓練 …………… 149

え
栄養 ……… 25,40,47,53,**72**,82,
　　　127,131,143,159,166
栄養・代謝機能検査 …………… 72
栄養療法 ……………………… 73,82
塩基過剰 ………………………… 69
嚥下(機能) ……… **81**,83,149,166
炎症(反応) ……………… 129,143

お
オピオイド …………… 42,57,127
オリエンテーション
　……………… 4,52,**60**,**62**,**64**,83

か
開胸術後疼痛症候群 ………… 155
咳嗽 ……………………… 68,107
潰瘍 …………………………… 120
覚醒遅延 ……………………… 96
画像下治療 …………………… 21
画像検査 ………… 5,53,**67**,**69**,81
家族歴 …………………………… 54
活性化部分トロンボプラスチン時間
　………………………………… 75
可動域訓練 …………………… 83
カプノメータ …………………… 84
換気機能 ……………… 32,**69**,97
換気障害 ……………………… 29,68
肝機能 ………………… 53,**73**,143
間欠的空気圧迫法 …………… 37,75
患者会 …………………………… 86
関節可動域 …………………… 161
関節鏡下手術 ………………… 21
感染 ………… 26,**44**,47,77,**128**,140
感染症 ……… 36,49,58,77,80,**131**
感染予防策 …………………… 45,128
がん治療 ………………………… 57
眼底検査 ………………………… 73

き
既往歴 ……………… **54**,66,122
気管支瘻 ……………………… 130
気管挿管 ……………………… 32
義歯 ……………………… 81,91
喫煙 …………………… 44,**58**,**68**,166
気道確保 ……………………… 59
気道分泌物 …………………… 32
気道閉塞 ……………………… 19
気道変形 ……………………… 68
機能的残気量 ……………… 31,59
逆行性感染 …………………… 131
逆流性食道炎 ………………… 167
急性出血 ……………………… 34
急性腎障害 …………………… 71
胸腔鏡下手術 ………………… 21
鏡視下手術 …………………… 20
狭心症 …………………… 55,66
胸痛 ……………………… 66,120
胸部X線検査 …………… 5,**67**,**69**
局所陰圧閉鎖療法 …………… 129
局所麻酔 ……………………… 18

虚血性心疾患 ……… 39,59,**66**,122
虚脱 …………………… 33,138
吸入麻酔薬 …………………… 18
禁煙 ……………………… 45,**58**,**68**
筋弛緩 ……………………… 18,30

く
空腹時血糖 …………………… 73
口すぼめ呼吸 ……………… 69,144
クリニカルパス(パス)
　…………………… 20,52,**64**,149
クレアチニン ………………… 66,70

け
経管チューブ ………………… 82
経口栄養 ……………………… 82,113
経口摂取 …………… 82,125,**145**
経静脈的自己調節鎮痛法 …… 141
経腸栄養剤 …………………… 82
傾眠 ……………………… 48,132,**147**
血圧 …………… 23,29,**38**,66,76,
　　　　　92,94,100,107,118
血液凝固 ……………… 22,**36**,55,74
血液検査
　… 5,53,69,71,**74**,104,128,**143**
血液生化学検査 ……………… 71
血行性感染 …………………… 81
血小板数 ……………………… 74
血清アルブミン値 …………… 72
血清総たんぱく ……………… 72
血栓症 ………………… **36**,57,**74**,120
血中尿素窒素 ………………… 71
血糖コントロール … 26,45,**73**,128
血糖値 ………… **24**,**73**,97,**110**,143
下痢 …………………………… 167
見当識 ……………………… 112,133
見当識障害 ……………… 48,59,**142**

こ
コーピング ……………… 62,163
口渇 …………………………… 112
高K(カリウム)血症 ……… 70,111
高Ca(カルシウム)血症 ……… 111
抗凝固療法 ……………… 75,121
抗菌薬 ……… 45,80,91,**129**,**131**
口腔ケア ………… **81**,117,148,166
高血圧 ……………… **38**,70,76
抗血小板薬 …………………… 75
抗血栓薬 ……………………… 57
高血糖 …… 26,29,44,72,97,**110**,128
高次脳機能障害 ……………… 166
甲状腺切除術 ………………… 21

向精神薬 …………………… 49,80	術後末梢神経障害 …………… 30	**す**
拘束性障害 …………………… 68	術前外来 ………… 4,**52**,83,88	推定糸球体濾過量 …………… 71
高Na(ナトリウム)血症 … 111,143	術前処置 ……………………… 91	水分出納 ………………… 24,100
硬膜外自己調節鎮痛法 ……… 141	術中経過 ……………………… 92	水分摂取 ……… 82,**90**,117,144
硬膜外麻酔 …………………… 7	術中情報 …………………… 6,88	睡眠 …………… 26,132,**147**,151
絞扼性腸閉塞 ………………… 40	術野外感染 ……………… 44,129	睡眠障害 ……………………… 49
高流量酸素システム ………… 99	循環 … 16,19,22,89,92,**100**,116,**139**	スキンケア ……………… 131,164
高齢者総合機能評価 ………… 77	循環器合併症 ……………… 38,122	スキン - テア ……………… 108
誤嚥 …………………………… 112	循環器系薬 …………………… 57	スキントラブル ……………… 108
誤嚥性肺炎 ……………… 33,117	循環器疾患 …………………… 70	スタンダード・プリコーション … 45
呼吸音 …………… 67,**69**,116,128	循環虚脱 ……………………… 121	ステロイド …………………… 57
呼吸器合併症 … 32,56,68,76,**116**	循環血液量 ………… 23,**39**,123,**139**	ストーマ …………………… 164
呼吸器疾患 …………………… 69	循環血液量減少性ショック … 34,119	ストレス ……… 26,29,49,**62**,166
呼吸困難 ……………………… 79	消化器手術 …………………… 168	**せ**
呼吸困難感 …………………… 128	上気道狭窄 …………………… 98	清潔ケア …………………… 148
呼吸パターン ………… 69,**98**,116	消毒薬 ………………………… 56	精神機能障害 ……………… 166
呼吸不全 ………………… 36,**76**,119	上皮化 ……………………… 140	生体モニター ………………… 19
呼吸抑制 ……………… 18,29,30,**98**	静脈栄養 ……………………… 82	制吐剤 ……………………… 42,126
呼吸リハビリ …………… 69,149	静脈麻酔薬 …………………… 18	整容 ………………………… 90,151
コミュニケーション能力 ……… 59	食事 ………………… 56,113,127,	生理機能検査 ……………… 67,69
さ	136,**145**,166,168	生理的イレウス ……………… 40
サイトカイン …………… 16,22	食生活 ………………………… 58	生理的腸管麻痺 ……………… 40
細胞外液補充液 ……………… 111	褥瘡 ………… 30,**50**,59,**108**,134	セクシュアリティ …………… 151
細胞間質 ……………………… 24	ショック … 34,59,**100**,111,**118**,121	絶飲 …………………………… 90
サプリメント …………… 56,80	徐脈性不整脈 ……………… 123	絶飲食 ……………………… 112,125
サルコペニア ………………… 77	心音 …………………………… 67	赤血球数 ……………………… 75
酸塩基異常 …………………… 97	心外閉塞・拘束性ショック …… 35	舌根沈下 ………………… 32,68
酸素解離曲線 ………………… 98	心拡大 …………………… 67,76	絶食 ………………………… 131
酸素吸入 ……………… 7,95,**99**	心機能 ……………… 53,**66**,70	セルフケア ……… 21,136,**150**,164
酸素投与量 …………………… 98	腎機能 ……………… 53,**70**,143	セルフヘルプグループ ……… 152
酸素分圧 ……………………… 98	腎機能障害 ………… 55,66,**70**	遷延性術後痛 …………… 26,29
酸素飽和度 … 67,**69**,94,**98**,133	心筋虚血 …………………… 101	全身性炎症反応症候群 …… 23,128
酸素マスク …………………… 109	心筋梗塞 ………… 9,35,**38**,55,66	全身麻酔 ……………… **18**,32,69
し	神経障害 ……………………… 59	蠕動運動 ………………… 29,**40**,167
シーソー呼吸 ………………… 98	神経内分泌反応 … 16,**22**,25,38,110	喘鳴 ………………………… 116
自己調節鎮痛法 ……………… 29	神経麻痺 ……………………… 31	**そ**
シバリング …………………… 102	人工関節 ……………………… 56	ソーシャルサポート ………… 63
しびれ …………………… 30,120	人工関節置換術 ……………… 77	創 …… 17,**26**,73,136,148,**154**,156
シャワー浴 …………………… 148	人工呼吸器 ………………… 30,92	造影CT検査 ………………… 121
重炭酸イオン濃度 …………… 69	深呼吸 …………………… 69,83	装具 ………………………… 161
手術部位感染 …… 9,44,47,**128**,141	浸出液 …………………… 27,129	喪失 ………………… 62,160,**162**
手術歴 …………………… 53,54	心臓超音波検査 ……………… 121	創傷 …………… 26,109,113,129
出血 ……………… 16,34,53,**74**,	心臓弁膜症 …………………… 35	創部 ………… **104**,118,**128**,140,148
104,118,129,156	心臓リハビリテーション ……… 149	創部痛 …………………… 16,26
術後イレウス …………… 9,**40**,124	心電図 ………… 5,7,**67**,84,**100**,	咀嚼・嚥下機能検査 ………… 81
術後悪心・嘔吐 …… 8,**42**,112,**126**	111,120,122,139	**た**
術後回復促進策 ……………… 20	心肺機能 ……………………… 83	体位 …… 30,50,**108**,114,127,134
術後高血糖 …………………… 143	心拍数 ………… 23,34,76,**92**,107	退院サマリー …………… 137,153
術後出血 ……………… 8,**34**,104,**118**	心肥大 …………………… 67,76	
術後せん妄 ……… 9,**48**,85,**132**,142	深部静脈血栓症 … 8,30,**36**,59,**121**	
	心不全 ………………………… 66	
	心理的サポート …………… 164	

体温 ……………… 16,22,92,97,98,
　　　　　　　　　102,123,128,130
大血管手術 ……………………… 66
代謝 ……………… 17,22,24,55,72
代謝性疾患 ……………………… 49
体性痛 …………………………… 28
多臓器障害 ……………………… 47
脱臼 ……………………………… 30
脱水 ………………… 26,59,70,125
痰 ………………… 32,68,116,130,144
弾性ストッキング
　　　　　　 7,30,75,90,109,120
たんぱく異化 …………… 17,25,143
たんぱく同化 …………………… 25
ダンピング症候群 ……………… 167

ち
注意障害 ………………………… 142
中心静脈栄養 …………………… 82
中心静脈カテーテル …………… 36
中枢神経系用薬 ………………… 57
腸管拡張 ………………………… 40
腸管手術 ………………………… 82
腸蠕動音 …………………… 41,124
腸閉塞 ……………… 9,40,124,167
鎮静薬 ……………………… 18,49
鎮痛薬 …………… 18,49,106,141

て
低栄養 ……………… 26,40,59,72,82
低K(カリウム)血症 … 40,111,143
低Ca(カルシウム)血症 ……… 111
低血圧 ……………… 38,76,119,121
低血糖 ……………………… 97,110
低酸素血症
　　　　……… 29,30,32,39,49,59,92
低体温 …………… 38,102,123,128
低Na(ナトリウム)血症 …… 97,111
低流量酸素システム …………… 99
電解質異常 …… 40,49,97,110,125
電解質バランス …… 24,71,73,143
転倒 ………………………… 48,148

と
同意書 …………………………… 61
動悸 ………………………… 66,167
糖尿病 …………… 55,59,70,73,110
糖尿病薬 ………………………… 57
動脈血ガス分析 … 69,117,121,143
動脈血酸素分圧 ………………… 68
動脈血二酸化炭素分圧 ………… 69
動脈硬化 ………………………… 76

努力性胸式呼吸 ………………… 69
トルサード・ド・ポアンツ
　　　　…………………………… 101,123
ドレーン ……… 7,27,35,93,104,
　　　　　　　118,128,131,140,147
ドレッシング材 …… 27,45,129,134

な
内視鏡下手術 …………………… 21
内臓痛 …………………………… 28
内分泌系疾患 …………………… 70
内分泌系薬 ……………………… 57

に
日常生活動作 …… 77,155,158,161
乳腺全切除 ……………………… 64
乳房切除術 ……………………… 21
尿検査 …………………… 5,71,73
尿道留置カテーテル …………… 109
尿量 …………… 23,24,34,39,67,71,
　　　　　　　100,122,128,139,143
認知機能 ……………… 53,77,166
認知症 ……………………… 49,59
認知障害 ………………………… 48

の
脳血管障害 ………………… 49,66
脳梗塞 …………………… 55,66,97,142
脳神経疾患 ……………………… 49
脳神経障害 ……………………… 97

は
バーセルインデックス ………… 158
排液 ……………… 27,35,47,104,
　　　　　　　　　119,129,130,140
肺炎 ……………… 9,32,76,81,138
肺虚脱 …………………………… 119
肺血栓塞栓症 ……… 8,35,36,121
肺水腫 …………………………… 32
排泄 ……………………… 151,168
排痰 ……………… 29,83,117,144
排尿機能 ………………………… 133
排膿 ………………………… 26,156
排便 ……………………… 40,90,124
播種性血管内凝固症候群 ……… 47
抜管 …………………… 19,32,94
白血球(数) ………… 22,75,128,143
発熱 ……………… 26,46,92,103,
　　　　　　　　　128,130,154,156
バランス麻酔 …………………… 18
パルスオキシメータ ……… 7,69,84
瘢痕 ……………………………… 26

ひ
皮膚 ………………… 30,50,108,134
肥満 ………………… 36,47,59,68,73
貧血 …………… 26,49,53,55,70,75,143
頻脈 ………………………… 119,130
頻脈性不整脈 …………………… 123

ふ
フィジカルアセスメント …… 73,89
フィジカルイグザミネーション
　　　　………………… 5,67,69,71,138
不感蒸泄 ………………………… 34
腹腔鏡下手術 …………………… 21
副甲状腺機能亢進症 …………… 70
腹式呼吸 ………………………… 69
腹痛 ………………………… 40,167
腹部手術 ………………………… 40
腹部膨満(感) ……………… 40,140
服薬 ……………………… 80,146,155
浮腫 …………………… 47,67,71
不整脈 …………… 9,35,38,55,67,
　　　　　　　　76,92,101,122,139
フットポンプ
　　　　……… 7,30,37,75,84,109,120
不眠 ………………………… 29,49
フレイル ………………………… 77
プロトロンビン時間 …………… 74

へ
ペースメーカー ………………… 84
閉塞性障害 ……………………… 68
ヘマトクリット ………………… 74
ヘモグロビン …………………… 74
ヘモグロビン酸素飽和度 ……… 98
便 ………………… 40,73,124,167
便秘 ………………………… 40,167

ほ
ポータブルX線 ………………… 138
ホーマンズ徴候 ………………… 37
縫合不全 … 9,46,76,130,141,154
放射線治療 ……………………… 47
乏尿 ……………………… 92,119
保温 ……………………………… 103
歩行 ……………… 83,125,149,161
保清 ……………………………… 148
ボディイメージ
　　　　………… 62,136,151,162,164
ホルモン …………………… 23,25

ま
麻酔 ………………… 16,18,30,43,55,

59,60,62,79,98,102
麻酔覚醒 …………………… 96
麻酔記録 …………………… 93
麻酔薬 ………… **18**,42,57,80,98
末梢静脈栄養 ……………… 82
麻痺 ………………………… 31
麻痺性イレウス …………… 40
慢性腎臓病 ……………… 55,71

み
脈圧 ………………………… 34
脈拍 … 22,29,**67**,100,119,128,**139**

む
無気肺 ………… 8,**32**,68,76,138
無呼吸 ……………………… 92

め
免疫 ………………… **22**,29,113

も
問診 ……………… 4,52,**54**,**56**,58

ゆ
輸液 … 24,43,74,93,**123**,**125**,131
癒着性腸閉塞 ……………… 40

よ
抑うつ ………………… 29,166
予定外抜去 …………… 105,140

ら
ラテックスアレルギー ……… 56

り
リエゾンチーム …………… 85
リザーバシステム ………… 99
離床 ………… 41,**114**,117,120,
　　　124,134,138,140,144,149
リハビリ（リハビリテーション）
　… 65,**83**,136,144,**149**,**158**,**160**
リフィリング ………… 17,**24**,39

る
るい痩 ……………………… 59

れ
冷汗 ………………… 119,167

ろ
ローウェンベルグ徴候 ……… 37

欧文さくいん

A
ADL ………………… 77,161
AKI ………………………… 71
Alb ………………………… 72
Aldrete スコア …………… 94
ASA 術前状態分類 ………… 79

B
BMI ………………………… 72

C
CKD …………………… 55,71
Cr ………………………… 70
CRP ……………………… 22

D
Dダイマー ……………… 74,121
DIC ……………………… 47
DVT ……………… 8,75,**121**,143

E
eGFR ……………………… 70
ERAS …………………… 20,42

F
FEV1.0% ………………… 68

H
Hb ………………………… 74
HbA1c …………………… 73
Ht ………………………… 74
Hugh-Jones 分類 ………… 69

I
In-Out バランス …………… 93
IPC ……………………… **75**,84
IV-PCA ………………… 106,141

M
MDRPU ………………… 109
MODS …………………… 47

N
NPWT …………………… 129
NSAIDs ……………… 43,106
NYHA 分類 ……………… 79

P
%肺活量 …………………… 68
% VC ……………………… 68
$PaCO_2$ …………………… 69
PaO_2 …………………… 68,98
PCA ……………… 29,80,**117**
PCEA ………………… 106,141
PLT ……………………… 74
PONV …………… 8,**42**,112,**126**
PT ………………………… 74
PTE …………………… 8,120

Q
QOL …………………… 77,165

R
RBC ……………………… 75
RI ………………………… 44

S
SaO_2 …………………… 98
SIRS ………………… 23,128
SpO_2 ………… 67,69,**98**,**116**
SSI ………… 9,**44**,73,**128**,154
Stoma-QOL ……………… 165

T
TP ………………………… 72
TPN ……………………… 82
TTR ……………………… 73

V
VAS ……………………… 107

W
WBC ……………………… 75
Wells スコア …………… 121

X
X 線画像 ……………… 33,138
X 線検査 …………… **33**,**67**,81

173

参考文献

「IV-PCAと硬膜外PCA(PCEA)の選択と適応―IV-PCAの適応―」井上荘一郎・平 幸輝・瀬尾憲正、日本臨床麻酔学会誌vol.30(4):676-682、2010

「IV-PCAに伴う副作用対策」若崎るみ枝ほか、日本臨床麻酔学会誌 vol.30 (5):868-873、2010

「ICU・周術期における呼吸リハビリテーション」笠井史人、MB Medical Rehabilitation No.189:59-63、2015

「悪性腫瘍(がん)の周術期呼吸リハビリテーション」辻 哲也、リハビリテーション医学 vol.42 (12):844-852、2005

「ERAS時代の目標指向型輸液療法(Goal-Directed Therapy)」松崎 孝・森松博史、日本臨床麻酔学会誌 vol.37 (2):219-224、2017

「ERASプロトコールにおける術後管理・疼痛管理・PONV対策―エビデンスを集約した術後管理」新山幸俊、医学のあゆみ vol.240 (10):839-844、2012

「痛みリエゾン外来(集学的慢性痛診療チーム)クリニカルパスの作成」西江宏行ほか、日本クリニカルパス学会誌 vol.16 (1):23-27、2014

『イラストレイテッド 知っておきたい 新・侵襲キーワード』小川道雄、2003(メジカルセンス)

「医療ソーシャルワーカーの役割」池山晴人、JOHNS vol.27 (4):641-644、2011

『OPE NURSING』第24~32巻、2017年春季増刊号、2009~2017(メディカ出版)

「オペナースによる術前外来の実際と今後の展望―院内認定看護師制度の導入―」山本千恵、日本手術医学会誌 vol.36 (4):304-307、2015

「開胸・開腹術における周術期呼吸リハビリテーション」田沼 明、The Japanese Journal of Rehabilitation Medicine vol.53(2):115-118、2016

「看護外来を軌道に乗せよう!」片山紀子ほか、Nursing BUSINESS vol.3 (1):10-15、2009

「看護における「ニード論」「ストレス-コーピング理論」」茶園美香、日本集中治療医学会雑誌 vol.13 (4):431-435、2006

「患者満足度の向上に果たす周術期管理チームの役割~術後悪心嘔吐の観点から~」仙頭佳起・星加麻衣子・祖父江和哉、外科と代謝・栄養 vol.52 (2):117-123、2018

『完全版 ビジュアル 臨床看護技術ガイド』坂本すが・井手尾千代美監修、木下佳子編、2015(照林社)

「気管支瘻(気管支断端瘻)Bronchopleural fistula」田中司玄文、日本気管食道科学会会報 vol.63 (4):348-349、2012

「喫煙が下部消化管手術に与える影響と外科医による術前禁煙指導の効果に関する検討~周術期合併症の減少を目指して~」守 正浩ほか、禁煙科学 vol.6 (12):1-7、2012

「喫煙者の周術期管理」辻田美紀・北村 晶、日本気管食道科学会会報 vol.68 (5):348-351、2017

「喫煙による術後合併症のシステマティック・レビューとメタ解析」舘野博喜、禁煙科学 vol.7 (8):8-9、2013

「急性期リハビリテーションにおける腸管運動促通プログラムの実際」森沢知之・西 信一、MB Medical Rehabilitation No.190:36-40、2015

「外科手術前後の呼吸リハビリテーションと肺機能の経時的変化」豊田章宏ほか、リハビリテーション医学 vol.38 (9):769-774、2001

「外科侵襲下におけるサイトカイン・免疫代謝変動と合併症抑制対策」土師誠二、外科と代謝・栄養 vol.50 (5):285-290、2016

「結腸癌手術における縫合不全の診断と対策」大植雅之ほか、日本大腸肛門病学会雑誌 vol.62 (10):807-811、2009

『〈講義から実習へ〉高齢者と成人の周手術期看護2 術中/術後の生体反応と急性期看護 第2版』竹内登美子編、2012(医歯薬出版)

「硬膜外麻酔再考―周術期効率化の観点から」鈴木利保、日本臨床麻酔学会誌 vol.34 (4):556-567、2014

「高齢がん患者への意思決定支援―がん専門病院における取り組みから―」坂本はと恵、IRYO vol.72 (3):126-130, 2018

「高齢者消化器外科手術の術前評価における身体的フレイル評価の有用性」安延由紀子ほか、日本理学療法学術大会抄録集 vol.42 (2)、2015

「高齢者リスク評価」早田邦康・小西文雄、Surgery Frontier vol.15 (4):422-427、2008

「呼吸ケアチームにおける理学療法士の視点」木村雅彦ほか、理学療法学 vol.34 (suppl-2.1):86、2007

「呼吸不全の病態生理」一和多俊男、日本呼吸ケア・リハビリテーション学会誌 vol.26 (2):158-162、2016

「これだけ!術後の管理」伊藤由香、BRAIN NURSING vol.26 (5):474-480、2010

『これならわかるICU看護』道又元裕編著、2018(照林社)

「実臨床に即した簡便かつ効果的な術後血糖管理方法」中村制士・曽川正和・鈴木惰平、General Thoracic and Cardiovascular Surgery vol.64 (suppl):657、2016

「周手術期患者(術前)の情報収集とアセスメント」量 倫子、Nursing College vol.13 (2):79-81、2009

『周術期看護 安全・安楽な看護の実践』中村美知子監修、坂本文子指導、2017(インターメディカ)

『周術期管理チームテキスト 第3版』日本麻酔科学会・周術期管理チーム委員会編、2016(公益社団法人 日本麻酔科学会)

「周術期管理チームにおける多職種の連携と看護師の役割―チームで取り組む術前外来を中心に―」山本千恵、日本臨床麻酔学会誌 vol.35 (7):744-749、2015

「周術期管理チームのメンバーに求められる役割」寺田享志ほか、呼吸器ケア vol.12 (1):71-77、2014

『周術期管理ナビゲーション』野村 実編、2014(医学書院)

「周術期管理の効率化に果たす麻酔科医の役割」鈴木利保、日本臨床麻酔学会誌 vol.33 (5):781-789、2013

「周術期禁煙と麻酔」飯田宏樹、日本臨床麻酔学会誌 vol.33 (5):709-718、2013

「周術期には、臓器横断的に診療するエキスパートが必要である」平岡栄治、Hospitalist vol.4 (2):187-195、2016

『周術期の臨床判断を磨く 手術侵襲と生体反応から導く看護』鎌倉やよい・深田順子、2008(医学書院)

「手術患者リスク評価と周術期管理に関連した周術期アウトカム」内田寛治、麻酔 vol.61 (5):514-525、2012

「手術後がん患者の退院時における状況と求める看護支援」白田久美子ほか、日本がん看護学会誌 vol.24 (2):32-40、2010

「手術室看護師による術前外来の現状・課題・今後の展望」吉田実知、日本手術医学会誌 vol.36 (4):300-303、2015

「手術侵襲と麻酔管理―術後回復促進を目指し、手術侵襲の軽減を目的とした麻酔管理―」谷口英喜ほか、外科と代謝・栄養 vol.50 (5):255-264、2016

「手術侵襲・麻酔とサイトカイン・炎症反応」加藤正人、医学のあゆみ vol.225 (10):1039-1042、2008

「手術体位に関連した周術期合併症」西山純一、臨床麻酔 vol.38 (8):1167-1174、2014

「手術とストレス」岡田和夫、臨牀と研究 vol.65 (5):1481-1488、1988

「術後1年までの乳がん体験者における患側上肢の苦痛に関連する要因の検討」佐藤冨美子,日本保健医療行動科学会年報vol.27,157-170、2012

「術後回復促進における管理栄養士の役割―患者満足度の向上をめざして」斎野容子・三松謙司、臨床栄養 vol.130 (1):56-62、2017

『術後回復を促進させる 周術期実践マニュアル 患者さんにDREAMを提供できる周術期管理チームをめざして』谷口英喜、2017(日本医療企画)

「術後せん妄と術後認知機能障害」合谷木 徹、麻酔 vol.64 (増刊):5041-5050、2015

「術後痛とオピオイド鎮痛薬の現況(IV-PCA、硬膜外PCA、トラマドールなどの薬物使用の現況と、副作用と対策)」井上荘一郎、ペインクリニック vol.38:S71-S78、2017

「術後疼痛管理と嘔気・嘔吐管理」高橋正裕・西村 絢・古家 仁、日本臨床麻酔学会誌 vol.30 (3):410-419、2010

「術後疼痛コントロールの実際」角山正博、臨床研修プラクティス vol.6 (2):80-85、2009

「術後の飲水および食事の開始時期について」寺島良幸・祖父江和哉、臨床麻酔 vol.41 (2):189-192、2017

「術後の食事と代謝栄養」丸山道生、外科と代謝・栄養 vol.49（5）：191-198、2015
「術後の体位変換と早期離床」阿部真也ほか、外科治療 vol.101（3）：420-426、2009
「術後肺合併症に対するリハビリテーション」笠井史人、MB Medical Rehabilitation No.218：61-65、2018
「術後肺合併症を予防する周術期呼吸管理」大藤 純、日本集中治療医学会雑誌 vol.25（1）：3-11、2018
「術前栄養管理のポイント」佐меч由美・野本尚子・鍋谷圭宏、Nutrition Care vol.4（11）：1118-1126、2011
『術前・術後ケアと尿・便・体温の疑問解決　すごく役立つ 周術期の全身管理』道又元裕監修、2018（学研メディカル秀潤社）
『術前術後ケアポイント 80―チェックリスト&図解でサクッと理解！』足羽孝子・伊藤真理編著、2013（メディカ出版）
「術前・術中・術後の管理要点　虚血性心疾患において麻酔科の立場から」森山久美・萬 知子、日本医事新報（4765）：27-32、2015
「術中血糖値管理：その重要性と今後の課題」北村享之、日本臨床麻酔学会誌 vol.36（5）：558-566、2016
「術直後に発見されない術後褥瘡の検討」鈴木怜夢ほか、日本手術医学会誌 vol.32（4）：371-374、2011
「消化器癌」佐々木良枝・河津絢子・鍋谷圭宏、臨床栄養 vol.123（4）：515-521、2013
『消化器外科 NURSING』vol.10 〜 21、2006 〜 2016（メディカ出版）
『静脈経腸栄養ガイドライン　静脈・経腸栄養を適正に実施するためのガイドライン　第 3 版』日本静脈経腸栄養学会編、2013（照林社）
「褥瘡の処置と管理」仲上豪二朗・西澤知江・真田弘美、外科治療 vol.98（1）：79-86、2008
「褥瘡予防・管理ガイドライン（第 3 版）」日本褥瘡学会・学術教育委員会・ガイドライン改訂委員会、日本褥瘡学会誌 vol.14（2）:165-226、2012
「ショック」鈴木　昌、日本内科学会雑誌 vol.100（4）：1084-1088、2011
「心血管疾患手術におけるフレイルの意義」古川博史、Progress in Medicine vol.35（11）：1693-1699、2015
「心疾患をもつ患者の術前・術後ケアのポイント」和田栗純子、整形外科看護 vol.16（9）：870-880、2011
「侵襲時輸液の生理学　知っておきたい体液動態」多田羅恒雄、INTENSIVIST vol.9（2）：259-271、2017
「侵襲時輸液のブレイクスルー」多田羅恒雄、循環制御 vol.35（3）：209-218、2014
「侵襲早期の至適血糖管理」並川　努・花﨑和弘、外科と代謝・栄養 vol.50（2）：157-161、2016
「心腎症候群とは」筒井裕之、臨床検査 vol.62（1）：52-57、2018
『新戦略に基づく麻酔・周術期医学　麻酔科医のための 周術期危機管理と合併症への対応』横山正尚専門編集、2016（中山書店）
『新戦略に基づく麻酔・周術期医学　麻酔科医のための リスクを有する患者の周術期管理』横山正尚専門編集、2018（中山書店）
「スキントラブルを起こしやすい患者の術前・術後ケアのポイント」徳永香里、整形外科看護 vol.16（9）：907-914、2011
「スケールを用いた鎮痛・鎮静深度の評価と調節」伊藤有美、HEART nursing vol.23（11）：1144-1152、2010
「ストーマを有する患者支援と周術期のインフォームドコンセント」山田一隆ほか、日本臨床 vol.69（3）：614-617、2011
「全身麻酔下の術中体圧と術後皮膚障害発生の関係」原健太朗ほか、日本褥瘡学会誌 vol.19（1）：34-42、2017
「全身麻酔で行う整形外科術後の早期飲水開始への取り組み　GCS を使用した麻酔覚醒基準に基づいて」永井美弥ほか、整形外科看護 vol.17（12）:1258-1263、2012
「せん妄の疫学と臨床を取り巻く課題」岸　泰宏、Progress in Medicine vol.36（12）：1609-1613、2016
「体位変換」寺川純子・吉田澄恵・柳本優子、整形外科看護 vol.20（3）：268-277、2015
「退院支援における多職種との情報共有とマネジメント」石井容子ほか、看護実践の科学　vol.41（9）：6-13、2016
『WOC NURSING』vol.6（7）、2018、（医学出版）
「チーム医療推進のための基本的な考え方と実践的事例集」チーム医療推進方策検討ワーキンググループ（チーム医療推進会議）、2011（厚生労働省）
『チーム医療による周術期管理まるわかり　安全で質の高い術前術後管理をおこなうための、チーム内の役割と連携』川口昌彦・古家 仁編、2015（羊土社）
「糖尿病と周術期における血糖管理のここがわからない!?」宮 愛香・三好秀明、Diabetes Strategy vol.5（4）：167-171、2015
『ナーシング・グラフィカ 成人看護学② 健康危機状況／セルフケアの再獲得』吉田澄恵・鈴木純恵・安酸史子編、2015（メディカ出版）
『ナーシング・グラフィカ 成人看護学③　セルフケアの再獲得 第 2 版』安酸史子・鈴木純恵・吉田澄恵編、2013（メディカ出版）
『ナーシング・グラフィカ 成人看護学④　周術期看護 第 3 版』中島恵美子・山﨑智子・竹内佐智恵編、2017（メディカ出版）
「日本版・集中治療室における成人重症患者に対する痛み・不穏・せん妄管理のための臨床ガイドライン」日本集中治療医学会 J-PAD ガイドライン作成委員会、日本集中治療医学会雑誌 vol.21：539-579、2014
「乳がん患者の術前・術後におけるボディイメージの変化に応じた看護援助」齋藤英子・藤野文代・越塚君江、The Kitasato Medical Journal vol.52(1)：17-24、2002
「乳がん術後患者が退院後に抱える不安や疑問の実態調査―患者が求める退院指導のために」柴田希望ほか、仙台医療センター医学雑誌 vol.7（1）：41-44、2017
「認知機能障害（術後せん妄）」竹内麻理・藤澤大介・三村　將、臨床外科 vol.72（2）：175-179、2017
「肺全摘後気管支瘻」日野弘之ほか、気管支学 vol.19（6）：452-456、1997
「日帰り麻酔―安全で質の高いケアの提供体制構築が必須―」白神豪太郎、日本臨床麻酔学会誌 vol.36（5）：567-575、2016
『標準外科学 第 14 版』畠山勝義監修、北野正剛・田邉 稔・池田徳彦、2016（医学書院）
『フィジカルアセスメントがみえる 第 1 版』医療情報科学研究所編、2015（メディックメディア）
「服薬ができなくなる全身麻酔の周術期の血圧管理はどうすればよいのですか？」三好賢一・檜垣實男、レジデントノート vol.10（12）:1804-1806、2009
「フレイルティ&サルコペニアと介護予防」山田陽介・山縣恵美・木村みさか、京都府立医科大学雑誌 vol.121（10）：535-547、2012
「プロポフォールを用いた全静脈麻酔法の併用鎮痛薬と術後悪心・嘔吐頻度」野中朋彦ほか、麻酔 vol.56（11）：1343-1346、2007
『ベストプラクティス　医療関連機器圧迫創傷の予防と管理』一般社団法人日本褥瘡学会編、2016（一般社団法人日本褥瘡学会）
『ベストプラクティス　スキン - テア（皮膚裂傷）の予防と管理』一般社団法人日本創傷・オストミー・失禁管理学会、2015（一般社団法人日本創傷・オストミー・失禁管理学会）
「ボディイメージ・アセスメントツールの開発（2）〜確認的因子分析による構成概念妥当性の検討〜」藤崎 郁、日本保健医療行動科学会年報 vol.17:180-200、2002
「麻酔科専門医が知っておきたい急性腎障害関連の基礎知識」石川晴士、日本臨床麻酔学会誌 vol.36（5）：550-557、2016
「慢性腎臓病（CKD）」安斉俊久、medicina vol.52（1）：114-117、2015
『よくわかる　周術期看護』石塚睦子編著、2017（学研メディカル秀潤社）
「予後への恐怖とボディイメージの変調を受容できない患者への援助　看護師と患者の人間性の成長とケアリングの重要性」遠藤由布、泌尿器ケア vol.11（5）:537-547、2006
「リハビリテーションにおける看護記録の目的と意義」荒木暁子、リハビリナース vol.9（2）：114-118、2016
『臨床侵襲学　臨床に生かす侵襲学のすべて』小川道雄・齋藤英昭、1998（へるす出版）
「［臨床編］周術期によく遭遇する不整脈と抗不整脈薬の使い方（1）期外収縮」尾前 毅、日本臨床麻酔学会誌 vol.32（3）：461-467、2012
「わが国の保健医療領域におけるセクシュアリティの概念分析」三木佳子・法橋尚宏・前川厚子、日本看護科学会誌 vol.33（2）：70-79、2013

監修

中島恵美子（なかじま・えみこ）

杏林大学保健学部看護学科　成人・高齢者看護学教授

杏林大学医学部付属病院にて臨床経験後、2006年、東京医科歯科大学大学院博士後期課程修了。杏林大学保健学部看護学科に教員として着任し、現在、学科長を務める。学部学生の教育、大学院教育におけるがん看護専門看護師養成に従事し、がん看護に関する研究をおこなっている。共著書・編書に『ナーシング・グラフィカ 成人看護学（4）　周術期看護』（メディカ出版）、『病期・病態・重症度からみた 疾患別看護過程＋病態関連図』『人体の構造と機能からみた 病態生理ビジュアルマップ［1］　呼吸器疾患、循環器疾患』（医学書院）などがある。

伊藤有美（いとう・ゆみ）

杏林大学保健学部看護学科　成人・高齢者看護学准教授

杏林大学医学部付属病院 集中治療室にて臨床経験後、同病院集中ケア認定看護師教育課程専任教員を経て、2012年、杏林大学保健学部看護学科教員として着任。周手術期看護、クリティカルケア看護学の教育と研究に従事している。2004年、重症集中ケア認定看護師資格取得。2019年、杏林大学大学院保健学研究科博士後期課程修了。

STAFF

本文デザイン　栗山エリ（ameluck＋i）
本文イラスト　鈴木みゆき
株式会社デザインコンビビア（大友淳史、山田純一）
校正　渡邉郁夫
編集協力　寺本 彩、オフィス２０１（川西雅子）
編集担当　梅津愛美（ナツメ出版企画）

本書に関するお問い合わせは、書名・発行日・該当ページを明記の上、下記のいずれかの方法にてお送りください。電話でのお問い合わせはお受けしておりません。
・ナツメ社 webサイトの問い合わせフォーム
https://www.natsume.co.jp/contact
・FAX（03-3291-1305）
・郵送（下記、ナツメ出版企画株式会社宛て）
なお、回答までに日にちをいただく場合があります。正誤のお問い合わせ以外の書籍内容に関する解説・個別の相談は行っておりません。あらかじめご了承ください。

これならわかる！　術前・術後の看護ケア

2019年1月1日　初版発行
2025年6月20日　第13刷発行

監修者　中島恵美子
伊藤有美
発行者　田村正隆

©Nakajima Emiko, 2019
©Ito Yumi, 2019

発行所　株式会社ナツメ社
東京都千代田区神田神保町1-52 ナツメ社ビル1F（〒101-0051）
電話　03（3291）1257（代表）　FAX　03（3291）5761
振替　00130-1-58661

制　作　ナツメ出版企画株式会社
東京都千代田区神田神保町1-52 ナツメ社ビル3F（〒101-0051）
電話　03（3295）3921（代表）

印刷所　ラン印刷社

ISBN978-4-8163-6565-2

Printed in Japan

＊定価はカバーに表示してあります　＊落丁・乱丁本はお取り替えします
本書の一部または全部を著作権法で定められている範囲を超え、ナツメ出版企画株式会社に無断で複写、複製、転載、データファイル化することを禁じます。

ナツメ社Webサイト
https://www.natsume.co.jp
書籍の最新情報（正誤情報を含む）はナツメ社Webサイトをご覧ください。

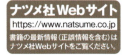